AF816518

VIOLENCE, INDIFFÉRENCE OU ALTRUISME ?

DU MÊME AUTEUR

FRYDMAN M. et JAMBE R. *S'informer pour se former. Utilisation d'un matériel de référence : expériences et perspectives*, Ed. Nathan-Labor, Paris-Bruxelles, décembre 1978.

FRYDMAN M. et ALLEGAERT J. *S'autoformer dans l'enseignement technique et professionnel*, Ed. Labor, mars 1986.

FRYDMAN M. *Les habitudes tabagiques. Comment les démystifier*, Ed. Labor, septembre 1987.

FRYDMAN M. *Télévision et Violence. Bilan et réponses aux questions des éducateurs et des parents*, Ed. Médicales et d'Informations Sociales, février 1993.

FRYDMAN M. *Televizio es agressio*, Ed. Pont, Budapest 1999

FRYDMAN M. *Le traumatisme de l'enfant caché*, Editions L'Harmattan, Paris, 2002

Marcel FRYDMAN

VIOLENCE, INDIFFÉRENCE OU ALTRUISME ?

Pour une véritable accession à la citoyenneté

Préface du
Prof. D. LECLERCQ

L'Harmattan
5-7, rue de l'École-Polytechnique
75005 Paris
FRANCE

Harmattan Könyvesbolt
1053 Budapest,
Kossuth L. u. 14-16
HONGRIE

L'Harmattan Italia
Via Degli Artisti 15
10214 Torino
ITALIE

Psycho - logiques

Collection dirigée par Alain Brun et Philippe Brenot

Sans exclusives ni frontières, les logiques président au fonctionnement psychique comme à la vie relationnelle. Toutes les pratiques, toutes les écoles ont leur place dans Psycho - logiques.

Serge RAYMOND, *Pathobiographies judiciaires. Journal clinique de Ville-Evrard*, 2005.
Jacques HUREIKI, *Ethnopsychiatrie compréhensive*, 2005.
Jean HUCHON, *L'être logique. Le principe d'anthropie,* 2005.
Paul CASTELLA, *La différence en plus*, 2005.
Marie-Pierre OLLIVIER, *La violence des croyances. Point de vue d'une psychologue clinicienne*, 2004.
P.-A. RAOULT, *De la disparition des psychologues cliniciens. Luttes et conflits entre cliniciens et cognitivistes, entre universitaires et praticiens, entre médecins et psychologues*, 2004.
Jacques WITTWER, *Mots croisés et psychologie du langage*, 2004.
Bernard MAROY, *La dépression et son traitement. Aspects méconnus*, 2004.
Guy Amédé KARL, *La passion du vide*, 2004.
Régis VIGUIER, *Le paradoxe humain*, 2004.
Sarah EBOA-LE CHANONY, *La psychologie de l'Individuation. L'Individu, la Personne et la Crise des 28 Ans*, 2004.
Monique ESSER (dir.), *La programmation neuro-linguistique en débat*, 2004.
Georges KLEFTARAS, *La dépression : approche cognitive et comportementale,* 2004.
De CHAUVELIN Christine, *Devenir des processus pubertaires,* 2004.
BALKEN Joséphine, *Mécanismes de l'hypnose clinique,* 2004.
BALKEN Joséphine, *Hypnose et psychothérapie*, 2003.
MALAWIE Christian, *La carte postale, une oeuvre. Ethnographie d'une collection,* 2003.
WINTREBERT Henry, *La relaxation de l'enfant*, 2003.
ROBINEAU Christine, *L'anorexie un entre deux corps*, 2003.

© L'HARMATTAN, 2005
ISBN : 2-7475-8524-7
EAN : 9782747585248

TABLE DES MATIERES

REMERCIEMENTS

Les recherches exposées dans le présent ouvrage ont été entreprises entre 1981 et 1995 au Service de Psychologie sociale de l'Université de Mons-Hainaut.

Compte tenu de leur ampleur et de l'investissement considérable en temps impliqué par les nombreuses interventions sur le terrain, elles n'auraient assurément pas pu être réalisées par un chercheur isolé.

Nous tenons à exprimer ici nos plus vifs remerciements à tous ceux qui, directement ou indirectement, ont ajouté leur pierre à l'édifice et contribué par leur apport, non seulement à l'identification de certaines carences de l'institution scolaire - généralement restée prisonnière de son rôle traditionnel et caractérisée par son anachronisme, son inadaptation au regard des finalités actuelles de l'éducation, en particulier en ce qui concerne la préparation à la vie sociale - , mais surtout, parallèlement, à la découverte de voies didactiques plus pertinentes.

En premier lieu, nous devons citer Pascal Foucart, qui a été confronté à l'expérimentation initiale dont les résultats ont suscité une série importante de recherches ultérieures. Dans le cadre de celles-ci, nous avons le plaisir d'évoquer les collaborations de Jean-Paul Tumelaire, Yves Leulier, Laurence Vaniekaut, Marie-Claire Haelewyck, Marielle Bruyninckx, Brigitte Couvreur, Gina Ritucci, Katleen Dusauçois, Jean-Claude Mesdagh, Valérie Hofmans, Catherine Molinier, Fabrice Mouassi, Sonia Deblende, Colette Jadin, Vincent Valentin, Henri Latour, Christina Seghi et Jean Moulin.

Enfin, nous désirons manifester toute notre reconnaissance à nos jeunes collaborateurs ; François Dekeyser, dont la réflexion critique a enrichi l'ensemble des recherches menées au sein du service depuis 1986, Luc Ledru et Marc Dubois avec qui nous avons animé un séminaire de licence consacré entièrement au comportement d'aide et au développement de l'attitude altruiste.

REMERCIEMENTS

[illegible]

[illegible]

[illegible]

[illegible]

[illegible]

Préface

Tout citoyen de nos sociétés occidentales de 2004 ne peut qu'être interpellé par l'ampleur grandissante de la violence inter-individus, inter-groupes, inter-états, sans parler de l'autodestruction par le tabac, le suicide, etc. Ce qui entraîne des réactions politiques de législation restrictive, de sécurisation, d'amplification du rôle de ce que Bourdieu appelle « la main droite de l'état », à savoir la police, la justice, le système pénitentiaire, etc. Et la main gauche de l'état dans tout cela, quel rôle doit-elle ou peut-elle jouer ? En particulier l'école ? Voilà la question fondamentale que ce livre permettra de poser sur des bases solides... et passionnantes.

Ce livre est passionnant d'abord parce que l'auteur, comme dans ses autres livres, a attendu d'avoir suffisamment à dire pour l'écrire, ce qui n'est pas le cas de tous les auteurs. Dès lors, par respect du lecteur, il n'est pas de page qui ne soit porteuse d'informations (de données nouvelles) vérifiables (souvent par la logique et la quantification expérimentales), ou de réflexions cliniques (remarquables de concision et de simplicité du langage). Quand on a tant à dire, on ne cherche pas à faire du remplissage ni à créer un brouillard linguistique.

Ce livre est passionnant aussi parce qu'il illustre qu'on peut consacrer son temps professionnel contractuel, pendant lequel on a été payé pour encadrer des étudiants, des chercheurs, à concevoir des expériences, les mener à bien et produire des données, et son temps post-contractuel à organiser cet ensemble de données dans une architecture plus complexe, plus complète, celle d'un livre ([1]), d'un film ([2]), d'une autobiographie ([3]), etc... avec les mêmes qualités de professionnalisme.

---

[1] Comme celui-ci

[2] Marcel Frydman a récemment conçu et produit le film « La voix brisée » mettant en scène un réalisateur de cinéma laryngectomisé qui raconte (avec sa voix d'outre-œsophage) les suites du cancer provoqué par son tabagisme.

[3] Marcel Frydman a récemment publié « Le traumatisme de l'enfant caché » où, parallèlement à une investigation de psychologie clinique à caractère rétrospectif, il décrit son propre sort d'enfant juif caché, au cours de la deuxième guerre mondiale, par des « justes », illustration s'il en est de l'altruisme.

Ce livre est passionnant enfin parce qu'il surprend par plusieurs contrastes.

Premier contraste : Pour s'attaquer au problème de la violence quotidienne et croissante, Marcel Frydman prend le parti ici d'étudier et de promouvoir son contraire : l'altruisme. Le message est évident : l'objectif de toute sa démarche n'est pas de réduire la violence (agressons-nous) au niveau 0 des rapports humains (ignorons-nous), mais de promouvoir la solidarité, le souci de l'autre (entraidons-nous), bref de se déplacer sur l'axe des interrelations humaines bien au-delà de la « neutralité affective » interpersonnelle.

Deuxième contraste : Les données chiffrées résultant des expériences sur l'altruisme spontané sont tellement décevantes que plus d'un y trouverait une source de démobilisation. C'est pourtant l'ampleur de ce phénomène qui motive Marcel Frydman à relever le défi. Il est vrai qu'il a, bien plus que la moyenne d'entre nous, vécu dans sa chair en tant qu'enfant caché à la fois les profondeurs de l'ignominie en la persécution des Juifs par les nazis et les trésors trop peu connus de l'altruisme.

Troisième contraste : Alors que le sujet est éminemment passionnel, c'est par la rigoureuse démarche de la psychologie sociale expérimentale (sa spécialité) que Marcel Frydman développe son analyse et ses méthodes, qu'il produit ses résultats et tire ses conclusions. Car scientifique il l'est à plus d'un titre : par la conceptualisation de ce champ de connaissance, par l'insertion de ce champ dans les préoccupations humaines les plus fondamentales, par la diffusion du savoir produit par la communauté scientifique sur le sujet, par la production d'une masse importante de savoirs nouveaux dans ce champ, par la volonté de mettre ces savoirs au service de l'action, par le souci de réaliser concrètement ces actions, par l'exigence de mesurer l'impact de ces dernières, par le courage de les critiquer sans complaisance, par la préoccupation d'en assurer la démultiplication et enfin par la responsabilité d'indiquer les perspectives morales qui devraient guider nos décisions.

Quatrième contraste : Dans des problèmes comme la violence extrême (les bourreaux de tous les camps et de toutes les époques, par exemple ceux des expériences de Milgram) ou, plus banalement la complaisance de témoins (laissant agresser des victimes sans réagir), la tentation est forte d'attribuer la totale responsabilité aux individus qui manifestent cette passivité, ou à leur famille, ou à la société, en commençant par les ministres. C'est pourtant à sa propre profession que Marcel Frydman s'adresse : quelle responsabilité porte l'école par l'impréparation dans laquelle elle laisse ses formés dans des domaines aussi vitaux que ceux-là qui mériteraient au moins autant d'attention que des listes de rois, de batailles ou de chef-lieux.

Cinquième contraste : La très grande majorité des recherches de la psychologie sociale sur la violence, de Milgram à Leyens en passant par Berkowitz, ont porté sur les facteurs qui en modifient l'ampleur. A l'opposé, Marcel Frydman imagine des méthodes - dont on appréciera l'ingéniosité - s'intéressant à la source de cette violence et au renversement de la direction. Il ne s'agit pas de tarir la source mais d'inverser le cours du fleuve. Comme la tâche est gigantesque, il ne s'arrête pas à en imaginer l'horizon. Il entre dans le détail des moyens, des techniques, des mises en œuvres et de leurs résultats pour en montrer, très honnêtement, les mesures d'efficacité.

J'ai donc eu du plaisir à lire un livre si dense. J'aimerais expliquer pourquoi c'est un honneur de le préfacer.

Parce que Marcel Frydman n'affirme rien sans l'étayer et ne parle d'aucune personne sans la respecter. Parce qu'il consacre son énergie à des problèmes vitaux pour les individus comme pour les sociétés. Parce que, dans ses combats, il est souvent du côté de la minorité (agissante). Parce que lui qui peut tellement apprécier le prix de la vie a le courage de se mettre constamment en danger en s'opposant, en s'exposant, physiquement, à des personnes plus puissantes. Qui ne l'a pas déjà vu demander à des « malabars » de respecter l'interdiction de fumer dans des lieux publics. Et pas qu'à des malabars ! En sachant très bien qu'ainsi il va « déplaire » à bon nombre de personnes.

Ce courage d'« agir au risque de déplaire » fait penser à Bertold Brecht. Lui aussi avait déplu à Hitler et aux Nazis qu'il avait critiqués ouvertement et de façon répétée. Sachant qu'on s'apprêtait à lui faire payer cette audace au prix de sa vie, il quitta son pays[4], en 1933, en laissant cette phrase à ceux de ses concitoyens qui le jugeaient alors comme un « trouble fête » :

Et pourtant, nous le savons bien,
La haine contre l'ignominie
Elle aussi défigure nos traits
Nos cris contre l'injustice et l'intolérance
Eux aussi rendent rauques nos voix.
Alors vous, jeunes d'aujourd'hui,
Quand les temps auront changé,
Quand l'Homme ne sera plus un loup pour l'Homme,
Souvenez-vous de nous... avec indulgence.

Dieudonné Leclercq
Professeur à l'Université de Liège

[4] « Mourons pour des idées, d'accord, mais de mort lente ». Georges Brassens

I.

LA NON-ASSISTANCE A PERSONNE EN DANGER

UN ETAT DE CARENCE ETONNANT

> The world is a dangerous place to live; not because of the people who are evil, but because of the people who don't do anything about it. (Albert Einstein) [5]

Depuis une trentaine d'années, plus d'un millier de recherches ont été consacrées aux manifestations d'altruisme ou, surtout, à leur absence là où elles étaient normalement attendues. Ces travaux ont assurément conduit à une compréhension au moins partielle de comportements dont la signification, jusque-là, échappait totalement non seulement aux profanes, mais également aux psychologues sociaux.

---

[5] *Le monde est dangereux à vivre ! Non pas tant à cause de ceux qui font du mal, mais à cause de ceux qui regardent et laissent faire (attribué à Albert Einstein)*

Les progrès réalisés dans ce domaine, grâce surtout, dans un premier temps, à divers chercheurs américains, n'ont cependant pas expliqué, de manière satisfaisante, certaines conduites fréquemment adoptées en situation critique. Ces lacunes justifiaient, par conséquent, de nouvelles expérimentations telles celles, entre autres, que nous avons entreprises à l'Université de Mons-Hainaut et elles seront exposées plus loin. Avant de les présenter, nous avons cru utile d'insérer le problème posé dans son contexte historique tout en commentant, autant que possible, les résultats obtenus et les conclusions tirées à la suite des principales études antérieures, et les propositions théoriques avancées par nos collègues.

Dès 1968, en effet, un vaste champ d'investigation a connu un développement extrêmement important. La constatation, d'abord occasionnelle, dans nos pays dits évolués, des carences relevées en matière de comportement altruiste et, plus spécialement, dans le cadre de ce qu'on a appelé le *comportement d'aide en situation critique*, fut à l'origine de recherches appliquées - destinées à l'élaboration de solutions - et de recherches à caractère fondamental ([6]). Le point de départ de celles-ci fut un fait divers apparemment banal, relaté abondamment par la presse américaine, à l'époque, et repris, ensuite, à de nombreuses reprises, d'ailleurs, dans la littérature spécialisée.

---

[6] La recherche fondamentale vise à accroître le volume des connaissances dans un domaine de la discipline à laquelle s'intéresse l'auteur, tandis que la recherche appliquée doit lui permettre de découvrir, après expérimentation ou élucidation, la solution la plus appropriée à un problème non résolu qui se pose dans la vie quotidienne.

Au cours d'une nuit froide de mars 1964, une jeune fille de New York, Kitty Genovese, rentrait chez elle, vers trois heures du matin, après avoir terminé sa journée de travail dans un bar de la ville, où elle était occupée en tant que serveuse,. La jeune fille a rangé sa voiture sur un terrain attenant à une station de chemin de fer et elle se dirigeait à pied vers l'immeuble dans lequel elle disposait d'un appartement. Kitty a alors été attaquée, violée et finalement tuée, sans doute par une espèce de maniaque sexuel. Si cette histoire doit être considérée comme exemplaire, au regard de la problématique évoquée ici, et si elle mérite donc toute notre attention, c'est essentiellement parce que, comme l'a établi l'enquête, trente-huit des voisins de la victime, attirés par les cris de cette jeune fille littéralement terrorisée face à son agresseur, ont assisté à la scène, en tout ou en partie, depuis la fenêtre de leur appartement. Or, aucun d'entre eux n'a tenté de lui venir en aide et aucun n'a téléphoné à la police. Celle-ci n'a été prévenue qu'après la mort de Kitty par un homme qui a appelé non pas de son appartement, mais en se rendant dans celui d'un voisin.

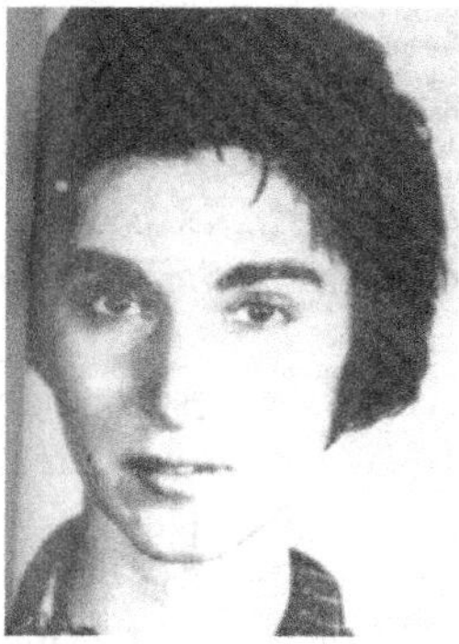
Kitty

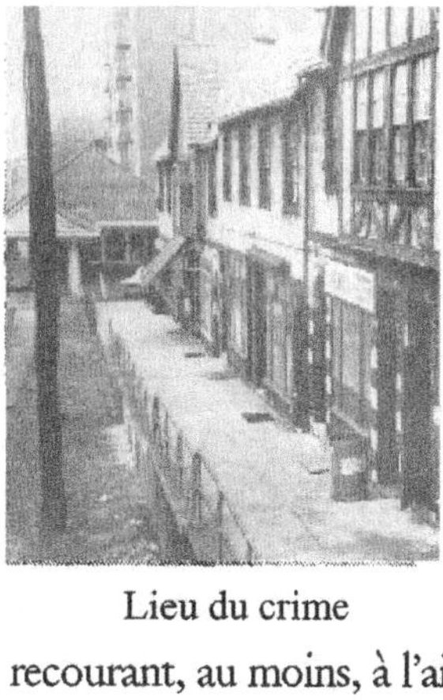
Lieu du crime

De tels comportements apparaissent comme plus incroyables encore lorsqu'on apprend que cet événement en tous points dramatique s'est prolongé durant trente-cinq minutes. Il n'a fallu que deux minutes aux policiers pour se trouver sur les lieux. Le meurtre n'aurait donc certainement pas été commis si les témoins avaient évité la *non-assistance à personne en danger de mort* – la victime, en effet, a été poignardée à de nombreuses reprises et assassinée sous leurs yeux - en recourant, au moins, à l'aide indirecte.

La presse s'est emparée de l'événement et les journalistes ont généralement expliqué la non-intervention des témoins en invoquant *la crainte d'être mêlé personnellement à une affaire criminelle, l'apathie des gens, l'indifférence des populations des cités, leur égoïsme, ou une certaine aliénation à l'égard d'autrui qui tendrait à se développer dans nos grands centres urbains.*

Après la mort tragique de Kitty Genovese, la population américaine a été littéralement frappée d'horreur. Ce crime a suscité, aux USA, une émotion comparable à celle entraînée, en Belgique, par l'affaire Dutroux. Comment un acte aussi monstrueux a-t-il pu se commettre en présence d'un grand nombre de témoins qui ont tous assisté passivement à l'événement sans intervenir ?

Nous reprendrons ultérieurement la discussion des interprétations des journalistes. La question que nous devons nous poser, dès à présent, est de savoir si le comportement observé chez les témoins du meurtre est exceptionnel ou, au contraire, relativement fréquent.

Les nombreuses observations rapportées par la suite nous forcent malheureusement à considérer, qu'au sein d'une société évoluée comme la nôtre, la fuite, ou du moins l'abstention, sont des conduites qui se substituent le plus souvent à l'aide escomptée.

Ainsi, par exemple, le 13 février 1984, à Bruxelles, Christine Van Hees, âgée de seize ans, rentrait chez elle entre 17h30 et 18h après une journée de classe. Elle devait se trouver à deux cents ou trois cents mètres de son domicile. Que s'est-il passé ? On ne l'a pas établi avec certitude. Nous savons que l'adolescente a été entraînée dans une ancienne champignonnière, un décor sordide entouré de bâtiments en ruine dont la démolition était prévue. C'est dans ce cadre qu'elle a été torturée, martyrisée et ensuite tuée. On a jeté son corps sur un tas de cageots et de papiers auxquels on a mis le feu ...

Cette affaire, aussi abominable, aussi monstrueuse et révoltante que celle de Kitty Genovese, comporte une autre caractéristique semblable, à savoir la non-intervention d'au moins deux témoins. Ces derniers ont admis avoir entendu des cris, des hurlements même pendant au moins dix minutes et ils n'ont pas appelé la police.

En 1993 une fille marocaine, âgée de neuf ans, s'est noyée dans un lac près de Rotterdam, alors que près de deux cents personnes présentes sur la berge ne sont pas intervenues. Les témoins n'ont pas réagi aux appels *au secours* de la victime. Dans un second temps, ils n'ont pas accepté d'aider les pompiers – qui avaient proposé de constituer une chaîne – et, lorsque ces derniers ont retrouvé la fillette, elle était morte. Le parquet de Rotterdam avait eu l'intention de poursuivre ces *spectateurs passifs pour non-assistance à personne en danger*, mais a finalement dû se résoudre à classer l'affaire *sans suite*.

La passivité incompréhensible des témoins a cependant provoqué une vive émotion aux Pays-Bas d'autant plus que certains des individus présents se sont livrés, de surcroît, à des réflexions déplacées accompagnées de propos racistes à propos des immigrés clandestins.

Ce cas nous incite, bien entendu, à poser les mêmes questions que les deux précédents. Pourquoi les nombreux individus présents se sont-ils abstenus de venir en aide à la victime ?

Le 2 mai 2001, Brigitte Nelis, une habitante de Liège, avait emmené ses deux fils, âgés de six et de huit ans, à la plaine de jeux du parc de la Boverie situé le long de la Meuse. En arrivant, elle a salué une voisine qui l'y avait précédée avec sa fille. À ce moment, le plus jeune de ses enfants a tenté d'accéder au quai, mais a glissé en empruntant l'escalier et il est tombé dans le fleuve. La maman, tout en n'étant pas bonne nageuse, s'est jetée à l'eau, a réussi à rejoindre son fils et a le ramener jusqu'au bord où la voisine l'a agrippé et tiré hors de l'eau. Toutefois, la mère, complètement épuisée, fut incapable de s'en sortir seule. Accrochée à une bitte d'amarrage, elle vivait un véritable calvaire. L'amie, qui n'avait pas appris à nager, a appelé à l'aide. Une vingtaine d'adultes se trouvaient à proximité. Ils ont assisté à l'événement et entendu les appels sans tenter de lui porter secours. Certains disposaient d'un téléphone cellulaire, mais ils n'ont pas appelé les pompiers. Alors qu'elle luttait afin de ne pas être emportée par le courant, l'un de ces badauds a considéré qu'il était opportun de la photographier ! La scène se serait prolongée pendant vingt minutes et c'est une femme qui, passant à proximité, a pu, en fin de compte, l'aider à se hisser sur la berge.

Il n'y a pas de mots assez durs, écrivait le journaliste qui rapportait l'incident, *pour qualifier l'indifférence scandaleuse dont firent preuve les spectateurs.* Une conclusion semblable en tous points à celle tirée par ses collègues américains après le meurtre de Kitty Genovese.

Les comportements observés ne caractérisent cependant pas un pays déterminé. Ils concernent l'ensemble du monde occidental et leur fréquence, selon toute vraisemblance, tendrait à s'accroître.

Dès les années 1980, la presse française avait décrit une série impressionnante de conduites extrêmement violentes mises en jeu en présence de témoins restés passifs et apparemment indifférents.

Nous avons retenu un titre particulièrement évocateur - *Silence ... on viole. Le drame devenu spectacle* - et quelques exemples assurément tragiques.

> *Avec l'agression de Marie-Claude V., un dimanche soir, c'était la quatrième fois, en l'espace de quatre mois, qu'un viol avait lieu dans la région parisienne sans que personne ne réagisse.*
>
> *Le 18 mai 1985, Fabienne D., âgée de dix-sept ans, avait été violée dans le train, entre Juvisy et Paris, par un individu aidé de deux complices. Trois jeunes gens s'étaient approchés de la jeune fille et l'ont molestée. Les trois agresseurs se sont jetés sur elle et, tandis que deux d'entre eux l'immobilisaient sur le plancher du wagon, le troisième l'a violée ... en présence de sept voyageurs qui n'ont pas bronché et ils n'ont même pas témoigné à l'arrivée du train à Paris.*

Trois mois plus tard, vers dix-huit heures, Isabelle, dix-huit ans, a été violée par un Antillais aidé d'un complice sur le quai du RER à la station Châtelet. De nombreux voyageurs étaient évidemment présents à cette heure de grande affluence. Aucun n'est intervenu.

Le quatrième eut lieu au boulevard Magenta où un pas supplémentaire aurait été franchi dans l'indifférence. Non seulement aucun témoin n'est venu en aide à la victime, Marie-Claude V., mais l'un des individus présents, a rapporté la jeune fille, a commenté l'événement en direct.

Afin, sans doute, d'attirer l'attention de la population sur la dimension du problème, **Antenne 2** a monté des agressions-fictions dans le métro parisien qui furent exploitées dans un *magazine* de Michel Honorin. Nous avons emprunté à la présentation, par **Libération,** ([7]) des données suivantes recueillies, à l'époque, lors de la préparation de la séquence.

On entend tout d'abord une femme hurler « au secours » au coin d'un couloir de métro. Un cri déchirant. Les passagers de la rame restent impassibles ... Plus tard, la même actrice engagée pour l'émission, se fait attaquer en plan plus rapproché, carrément sous les yeux des passagers. Ce sont trois comédiens déguisés qui jouent les « méchants » : mine patibulaire et blouson de cuir, ils ont la gueule de l'emploi. La fille rebondit tiraillée par les trois blousons noirs. **Les passagers regardent fixement leurs pieds !** *Seule une femme se lève et, discrètement, tire la sonnette d'alarme. Une exception. Autour d'elle, une masse d'indifférence.*

À chaque séquence d'agression, l'un des témoins – un seul – finit tout de même par tenter d'intervenir et il se heurte alors aux regards gênés des autres passagers qui se détournent ! Filmant à l'aide de deux caméras dissimulées dans un sac, les journalistes ont gardé les réactions positives.

---

[7] 1 janvier 1986

Les rushes de l'émission, rapporte encore **Libération,** *étaient beaucoup plus insupportables : une longue répétition de cris de détresse résonnant dans le vide et s'éteignant sur des visages de zombies ... le cauchemar est surtout constitué par les visages des « bonnes gueules » malheureusement authentiques de simples passagers qui laisseraient hommes et femmes se faire massacrer sans lever le petit doigt. Ceux-là ne sont pas des comédiens, ce n'est pas de la télé et ils font vraiment peur.*

Nous citerons encore la mort horrible de Habib Ghenzi, un jeune Algérien de vingt-six ans, défenestré dans le train Bordeaux-Vingtimille au cours de la nuit du 14 au 15 novembre 1983 par trois candidats légionnaires qui l'avaient préalablement roué de coups. Aucune des personnes présentes n'a tenté de secourir la victime.

II.

LES AGRESSIONS DELIBEREES

Un vingtième siècle particulièrement violent

Les derniers exemples cités dans le chapitre précédent reflètent, à côté du comportement d'abstention, qui ne répond forcément pas aux objectifs sociaux retenus par les pédagogues, des conduites violentes à caractère délibéré - et souvent préméditées – totalement incompatibles avec l'accession à la citoyenneté au regard de laquelle elles constituent des obstacles malaisés à surmonter.

Le XX-e siècle a été marqué par une foule de progrès techniques plus ou moins extraordinaires qui furent enregistrés dans tous les secteurs. Nous n'avons malheureusement pas assisté, parallèlement, à une évolution semblable de l'individu sur le plan humain. Nous n'avons pas pu relever un véritable progrès de l'humanité qui aurait dû entraîner une diminution de la violence. Celle-ci n'a cessé de s'accroître et, au sein de la société occidentale, notamment, elle est, aujourd'hui, omniprésente.

De nombreuses données viennent corroborer cette affirmation à tel point que certains auteurs se sont demandé si le siècle dernier n'avait pas été le plus violent de l'histoire de l'humanité.

En effet, le XX-e siècle n'est-il pas celui des premiers génocides ? Celui qui a comporté les guerres les plus meurtrières, en particulier pour les civils ? N'est-il pas celui des camps de la mort, des chambres à gaz, des fours crématoires, des exécutions de masses d'innocents – pas seulement en Allemagne nazie, mais encore dans l'ex-URSS, au Cambodge, en Bosnie, en Croatie, au Kosovo au Rwanda, entre autres –, et celui des crimes contre l'humanité ?

Les historiens de la période contemporaine ont rapporté de nombreux exemples de comportements d'une violence incroyable dont les auteurs étaient des hommes ordinaires qui ne s'étaient pas signalés antérieurement par leur sadisme. Sans doute, n'est-il pas sans intérêt de reprendre un épisode de la seconde guerre mondiale moins connu du grand public que les opérations militaires ou les camps de concentration, dans la mesure où il permet, d'emblée, de poser des questions fondamentales au regard des préoccupations dérivées de nos propres recherches.

À partir de 1933, les Nazis avaient créé des unités de policiers qui étaient soumis à une véritable formation militaire. On y retrouvait, notamment, des membres de la police municipale et de la police rurale ou semi-rurale. Lorsque la menace de guerre s'est précisée, ces groupes se sont multipliés et, vers le milieu de l'année 1940, ils constituaient une force d'environ 250.000 hommes.

Les succès initiaux de l'armée allemande et les territoires énormes qui furent très rapidement occupés ont nécessité l'utilisation d'unités capables d'intervenir à l'arrière des lignes de front. Treize bataillons composés, chacun, de cinq cents membres de diverses compagnies de policiers – généralement des individus plus âgés que les recrues militaires et considérés comme trop vieux pour être insérés parmi les combattants -, furent mis à la disposition des armées qui avaient envahi la Pologne. Ils étaient chargés d'arrêter les soldats polonais dépassés par l'avance fulgurante des Allemands, de rassembler les armes et l'équipement militaire abandonnés par leurs adversaires en déroute, bref de sécuriser la zone qui leur avait été confiée.

Nous allons nous intéresser, en particulier, au **bataillon 101** qui, en 1942 – 1943 couvrait le district de Lublin et dont Christopher Browning (1992) a étudié les activités à partir des archives judiciaires allemandes et, plus particulièrement, de l'enregistrement des interrogatoires des anciens policiers du bataillon conservés à Ludwigsburg et à Hambourg. C'est à l'analyse effectuée par cet auteur que nous avons emprunté les éléments d'information suivants.

Un matin à Józefów

Les 13 juillet 1942, les hommes du bataillon de policiers de réserve 101 furent réveillés très tôt. Ces individus appartenaient à la classe ouvrière ou moyenne inférieure et provenaient généralement de la région de Hambourg. Ils étaient arrivés en Pologne depuis moins de trois semaines et, en majorité, il s'agissait de nouvelles recrues qui n'avaient encore aucune expérience des territoires occupés. Le jour ne s'était pas encore levé quand ils sont montés dans les camions qui les attendaient. Chacun reçut des munitions et des caisses supplémentaires ont été chargées dans les véhicules. Ils étaient en route pour mener à bien leur première mission importante, mais ils n'avaient reçu aucune information quant à sa nature.

Le convoi avait quitté la ville de Bilgoraj, où le bataillon était caserné, pour se diriger vers l'est et ils ont atteint leur lieu de destination, c'est-à-dire le village de **Józefów** une heure et demie plus tard. Le major Wilhelm Trapp a alors réuni ses hommes autour de lui, en demi-cercle, afin de spécifier l'objectif de la mission.

Pâle et nerveux, les larmes aux yeux, il s'est exprimé d'une voix étranglée par l'émotion en luttant visiblement pour se contrôler durant son allocution. Le bataillon, dit-il, doit accomplir une tâche affreuse. La mission ne lui plaisait pas et elle était, certes, regrettable, mais les ordres venaient du sommet de la hiérarchie. Il ajouta encore, en espérant que cette précision puisse aider ses policiers, qu'en Allemagne, les bombes tuaient aussi les femmes et les enfants. Finalement, le major revint à la mission qui leur avait été confiée.

À Józefów vivaient 1.800 Juifs. Le bataillon avait reçu l'ordre de les rassembler. Les Juifs de sexe masculin en âge de travailler devaient être séparés des autres et envoyés dans un camp. Les femmes, les enfants, les personnes âgées, mais également ceux qui tentaient de se cacher ou de résister, ainsi que les malades, devaient êtres exécutés immédiatement.

Au terme de sa brève communication, Trapp offrit tout de même aux policiers qui ne se sentaient pas capables de s'acquitter de la tâche – notamment les plus âgés -, de se retirer. L'un des hommes est sorti des rangs et fut suivi, peu après, de dix ou douze autres.

Après la rafle, environ trois cents hommes ont été séparés de leur famille et, ensuite, sélectionnés pour divers travaux ou conduits, à Lublin et, de là, dans un camp.

En revanche, 1.500 femmes et enfants ont été transportés en camion dans la forêt proche, par groupes de trente-cinq à quarante. Les victimes étaient appariées, chacune, à un policier. Arrivées à l'endroit désigné, elles étaient forcées de se coucher face contre terre et elles furent toutes tuées par une balle dans la nuque. Le massacre des victimes juives s'est poursuivi sans interruption tout au long de la journée jusqu'à la nuit tombante. Les tueurs ne savaient même plus combien de Juifs ils avaient exécutés. Sans doute, plusieurs policiers ont-ils demandé, après une expérience vécue comme répugnante, à être déchargés de pareille tâche. La plupart, c'est-à-dire plus de 80 % d'entre eux, ont cependant recommencé dans une série d'autres localités de la région de Lublin. Au total, en 1942 et 1943, le bataillon 101 a exterminé directement 38.000 Juifs et convoyé 45.000 autres vers le camp de la mort de Treblinka.

Pour un groupe de moins de 500 hommes, la **contribution a la solution finale** a donc été d'au moins 83.000 meurtres.

La prise en considération de ces événements a très normalement amené certains historiens, tels C. Browning, à soulever quelques questions cruciales.

Comment des individus normaux éduqués et formés dans l'un des pays les plus civilisés du monde et dans lequel le niveau culturel de la population se situait parmi les plus élevés, ont-ils pu, de sang-froid, tuer des femmes et des enfants sans défense et renouveler ces comportements à d'innombrables reprises pendant un an et demi ?

Pourquoi le nombre de ceux qui se sont désistés, alors que la possibilité leur en avait été clairement donnée, fut-il aussi infime ?

Nous tenterons modestement d'apporter des réponses au moins partielles à ces questions, ou de compléter celles fournies par les historiens, après avoir exposé et commenté nos recherches personnelles.

Terrorisme, crimes et délits

Nous pourrions aussi évoquer le terrorisme dont la fréquence s'est régulièrement accrue au cours de la seconde moitié du XX-e siècle, mais de manière considérable durant la dernière ou les deux dernières décennies. Nous savons que le terrorisme n'est plus, à l'heure actuelle, la réalité d'un pays ou d'une région. Le recours systématique à la violence aveugle, aux attentats, ou à d'autres formes de terreur par une minorité incapable d'atteindre un objectif politique par des voies légales, s'est généralisé à toutes les parties du monde, y compris les Etats-unis et la Russie.

Est-il bien nécessaire de rappeler quelques exemples récents tels, entre autres, le premier attentat commis en 1997 contre le World Trade Center de New York (six morts et un millier de blessés), les deux attentats contre les ambassades américaines de Nairobi et de Dar es-Salaam en 1998 (224 morts), ainsi que le détournement de quatre avions de ligne américains et la destruction des deux tours du W.T.C., le 11 septembre 2001 qui ont entraîné la mort de plus de 3.000 personnes ?

En Russie, le blocage, par des Tchétchènes puissamment armés, de 800 spectateurs devenus otages dans un théâtre de Moscou en 2002 (129 morts), un attentat-suicide contre un hôpital militaire de Mozdok en 2003 (une cinquantaine de morts), la destruction simultanée, en vol, de deux avions par deux kamikazes féminins, et surtout la prise d'otages de Beslan, le jour de la rentrée scolaire, où des centaines d'élèves, d'enseignants et de parents ont perdu la vie (2004) – un épouvantable infanticide collectif écrivait Pierre Mertens (*Le Soir* du 13 septembre 2004) - constituent des exemples tout aussi évocateurs de cet accroissement de violence.

Nous pourrions évoquer encore les attentats-suicides palestiniens, ceux de Bali, d'Istanbul, de Casablanca, de Madrid...

Les actes de terrorisme et les attentats répertoriés depuis le début du XXI-e siècle tendent à montrer que la courbe de fréquence n'a toujours pas cessé d'être ascendante.

Par ailleurs, dans les pays évolués, l'examen des statistiques relatives aux crimes et délits révèle également, pour la plupart des rubriques, une augmentation plus ou moins importante d'une année à l'autre.

En Belgique, entre 1981 et 1991, les crimes et délits, tous types confondus, se sont accrus de 100 % et, au cours des quatre années suivantes on a relevé une nouvelle augmentation de l'ordre de 60 %. En France, on a enregistré, pour la petite criminalité, une hausse de 1.300 % en cinquante ans.

Des comportements violents de plus en plus précoces

Aux USA, durant la décennie des années 1980, les arrestations d'adultes ont augmenté de 5 %, mais les arrestations de mineurs de 60 %. En Californie, en 1981, 10 % des homicides avaient été commis par des adolescents. En 1992 on a atteint le taux assez effrayant de 19 %([3]).

Nous avons assisté au développement considérable de la violence chez les jeunes parmi lesquels les comportements les plus brutaux sont souvent adoptés en bande ou en groupe restreint. La violence s'est cependant manifestée aussi à un âge plus précoce et elle n'a donc pas épargné l'enfant.

Rappelons qu'en février 1993, à Liverpool, le petit James Bulger, âgé de deux ans et demi, a été enlevé, torturé et battu à mort par deux garçons de dix ans qui avaient prémédité leur crime ! Comme le rapportent P. Bellemare et J. F. Nahmias (1998), ils avaient visionné une vidéocassette horrible louée par le père de l'un de ces garçons. Elle racontait l'histoire d'une poupée que deux enfants voulaient tuer. Comme la poupée ne voulait pas mourir, ils l'ont achevée à coups de barres de fer ... Les deux meurtriers vivaient dans un contexte social épouvantable et au sein d'un milieu familial en tous points défaillant.

Avec les auteurs cités, nous pouvons tout de même nous demander comment deux enfants de dix ans ont pu en arriver à torturer et à assassiner un bambin de deux ans et demi.

En octobre 1993, trois garçons âgés de huit à dix ans furent mis en examen à la suite du meurtre d'un clochard lynché à mort à Vitry-sur-Seine. Ils s'étaient acharnés à coups de pied et avec un madrier sur la victime considérée comme un méchant qui venait embêter

---

[3] Données statistiques publiées par *Science et Vie n° 917, février 1994.*

leurs amis. Ils ont ensuite jeté le corps dans un puits partiellement bouché avant de le recouvrir de terre et de planches. Selon un policier de Créteil, les enfants ont décrit la scène comme s'ils racontaient un match de football.

En octobre 1994, en Norvège, Silje Mari Redegaard, une petite fille de cinq ans, jouait avec trois petits copains du même âge sur un terrain de football près de chez elle. Soudain, l'un des garçons a arraché le blouson de la fillette, tandis que les deux autres la frappaient à coups de pied et de pierres. Silje est tombée inanimée dans la neige. Les garçons se sont enfuis. Une heure plus tard, lorsque les médecins l'ont transportée à l'hôpital, ils ont constaté son décès par hypothermie. Les trois garçons avaient reproduit des scènes de violence présentées à la télévision peu auparavant dans Power Rangers et dans The Edge. Ces séries ont immédiatement été interdites en Norvège par TV 2 et TV 3 ([4]).

Qu'il nous soit permis de relever quelques titres de la presse belge qui reflètent une violence accrue chez des sujets très jeunes.

Arlon : le tueur au marteau n'avait que quinze ans.

Une septuagénaire tuée de cinq coups de couteau par un garçon de quatorze ans.

Une enseignante tuée par un lycéen.

Meurtriers pour une bicyclette. Deux enfants de sept et de huit ans accusés d'avoir tué une fillette de onze ans pour lui voler son vélo.

Des meurtriers de 5 et 7 ans.

Deux enfants prolongent un film d'horreur.

La presse a décrit bien d'autres drames de ce genre dont les auteurs étaient des adolescents ou de jeunes adultes.

---

[4] Rapporté par *Télépro magazine*

Entre 1984 et 1986, de nombreuses agressions ont été commises sur les voyageurs des trains de banlieue de la région parisienne par des bandes de jeunes et souvent devant des témoins qui se désintéressaient totalement de l'affaire. La SNCF a multiplié les patrouilles de surveillance afin de mettre un terme à ce type d'agressions. Celles-ci reprenaient toutefois, nous dit-on, dès que la surveillance cessait.

Au début de la décennie suivante, au cours d'une nuit, des bandes de jeunes ont mis le feu aux voitures stationnées dans leur quartier de Strasbourg. Ultérieurement, le même phénomène a été observé dans plusieurs villes françaises.

La violence télévisée

Dans d'autres cas, un adolescent n'a pas hésité à reproduire, et parfois avec une extrême minutie, un meurtre dont il avait vécu le déroulement sur son petit écran.

> *En octobre 1994, en s'inspirant apparemment du film d'Oliver Stone* **Natural Born Killers** *(Tueurs nés) – ce film retrace l'histoire de deux dangereux tourtereaux qui, en trois semaines, ont laissé soixante-deux cadavres – Florence Rey (19 ans) et son compagnon Audrey Aupin (20 ans) ont, au cours d'une cavale, tué trois policiers et un chauffeur de taxi !*

Sans doute de tels comportements s'expliquent-ils par une interaction de facteurs. Les derniers exemples cités nous forcent toutefois à nous interroger à propos de l'influence des séquences de plus en plus violentes programmées par les chaînes de télévision. Nous pouvons raisonnablement supposer que la véritable banalisation de la violence télévisée à laquelle nous assistons depuis plusieurs décennies a contribué – et pas seulement en tant que facteur adjuvant – à l'accroissement de toutes les formes de violence auxquelles, en passant, nous nous contentons de faire allusion.

Pourtant, à ses débuts, la télévision américaine n'était pas très violente. Entre 1951 et 1953, on avait relevé un accroissement de l'ordre de 15 %. En 1964, en revanche, il était de 90 % par rapport aux années 1950 et nous sommes sûrs, aujourd'hui, que les scènes violentes sont toujours plus nombreuses sur nos petits écrans et l'intensité de cette violence s'accroît également. Une étude détaillée du contenu des émissions des principales chaînes américaines effectuée par O. N. Larsen (1968) pour la période des années 1960, avait déjà montré que le comportement violent était le plus fréquemment adopté par tous les personnages de séquences télévisées pour atteindre leurs objectifs et, de plus, ce comportement apparaissait comme plus efficace que les conduites approuvées socialement. Les émissions destinées aux enfants comportaient, elles aussi, un taux élevé de violence, alors que ces derniers y consacrent une partie importante de leur temps de loisirs. Dès 1968, la *National Association For Better Radio and Television* estimait que le jeune Américain, entre les âges de cinq et de quinze ans, avait assisté, en moyenne, sur son petit écran, à la mort violente de plus de 13.400 personnes !

Au cours de la décennie suivante, les données, en ce qui concerne les USA, étaient à peu près les suivantes :

- huit films sur dix comportaient de la violence et même neuf sur dix aux heures où, en fin de semaine, ce sont principalement les enfants qui regardent la télévision ;

- six à sept personnages principaux sur dix commettaient des actes violents et, dans le cadre de la programmation enfantine, ce taux se situait entre huit et neuf sur dix.

En réfléchissant, nous sommes bien obligés d'admettre que, dans ces conditions, le message qui parvient au jeune téléspectateur et, malheureusement, de manière quotidienne, est le suivant : **le comportement violent est un comportement rentable.**

Certains de nos collègues américains ont tenté d'expliquer les conditions difficiles auxquelles se heurte le producteur américain de télévision. Dans un pays, où les gens passent un temps énorme devant leur récepteur et où la concurrence que se livrent toutes ces chaînes commerciales est absolument effrénée, le producteur américain s'efforce d'offrir aux téléspectateurs de sa chaîne des émissions susceptibles de les intéresser. Or, Le scénario qui lui est proposé est, le plus souvent, médiocre et on se trouve, de surcroît, dans l'obligation de le réaliser rapidement. Afin de ne pas programmer des émissions qui risqueraient d'être perçues à la fois comme stéréotypées et ennuyeuses, on décide d'épicer ce mauvais scénario et le moyen habituellement utilisé - un moyen qui est à la fois le plus simple et le moins coûteux -, consiste à y introduire de la violence.

Nous ne pouvons cependant pas perdre de vue que la violence est aussi un moyen délibérément utilisé par le producteur américain afin de maintenir la cote de l'émission qui est fonction de son niveau d'audience. Cette procédure permet de ne pas réduire et éventuellement même d'accroître les revenus provenant de la publicité. Nous savons que les émissions violentes ont généralement une audience importante et, dans cette perspective, nous ne devons pas nous attendre à une modification des programmes ni, a fortiori, à une diminution de la violence télévisée, d'autant moins que la préparation du futur consommateur de cinéma et de télévision reste négligée.

Tel est le contexte dans lequel les psychologues sociaux américains se sont interrogés quant à l'incidence éventuelle de ces émissions violentes sur les comportements adoptés dans la vie quotidienne. Les recherches entreprises furent apparemment stimulées par des conduites mimétiques relatées par la presse dans le cadre desquelles le héros d'une émission semblait avoir servi de modèle à un sujet peut-être quelque peu déséquilibré. C'est ainsi que bon nombre d'actes délictuels et, de temps à autre, un assassinat, ont été des copies conformes de séquences télévisées.

En 1966, la NBC avait programmé un film intitulé *Doomsday Flight*. Dans ce film, une bombe avait été dissimulée à l'intérieur d'un avion et la compagnie était sommée de verser une rançon importante pour sauvegarder la vie des passagers et de l'équipage. **L'Association des Pilotes de Ligne** s'était opposée, mais en vain, à la projection de ce film. Les pilotes de ligne craignaient, en effet, que de tels comportements, bien que présentés dans le contexte de la fiction du cinéma, ne suscitent néanmoins des actions semblables dans la réalité. Leur appréhension n'était malheureusement que trop justifiée. Une première alerte à la bombe eut lieu avant même que ne se terminât l'émission et, au cours des journées qui suivirent, douze autres alertes furent enregistrées. Le même film a été programmé, en 1971, en Australie avec des conséquences tout aussi dramatiques.

Dans d'autres cas, un jeune adolescent n'a pas hésité à imiter, et parfois avec la plus extrême minutie, un meurtre dont il avait vécu le déroulement sur son petit écran.

De telles données, quelle que fût leur fréquence, ne permettaient pas encore de conclure à une relation de cause à effet entre la violence télévisée, d'une part, et celle de la vie réelle, d'autre part. Ces données résultaient, en effet, d'observations occasionnelles où, par conséquent, il était matériellement impossible de contrôler tous les facteurs en jeu et l'on ne pouvait donc s'exprimer qu'en termes d'hypothèses. Par contre, à l'occasion d'une recherche expérimentale, l'auteur prend les précautions nécessaires afin de tirer des conclusions valides fondées sur des résultats indiscutables. Et c'est ainsi que s'est imposée la nécessité d'étudier la relation entre les deux variables de manière expérimentale.

Les innombrables études entreprises aux Etats-Unis et consacrées à ce problème, ont permis, dans leur grande majorité, de confirmer l'hypothèse suivant laquelle le film violent accroît l'agressivité du spectateur.

A titre d'exemple, citons la recherche de L. Berkowitz (1970) qui a imaginé une technique expérimentale fréquemment reprise par d'autres auteurs. Les sujets étaient des étudiants universitaires invités au laboratoire de psychologie tout en ignorant ce qui intéressait le chercheur. L'étudiant pensait qu'il participait à une expérience d'apprentissage. On le soumettait, effectivement, à une épreuve quelconque et sa performance était évaluée par un autre étudiant qu'il ne connaissait pas - et qui était un collaborateur de l'expérimentateur – au moyen de chocs électriques. Chaque fois que le sujet commettait une erreur, il recevait donc un choc et l'on pouvait, bien entendu, s'arranger pour lui faire commettre plus ou moins d'erreurs de manière à créer, dans certains cas, un état d'irritation. Lorsque cette première phase de l'expérience était terminée, le sujet et son partenaire étaient invités à visionner une séquence filmée. Dans le groupe expérimental, on leur a proposé un extrait du film *The Champion*, à savoir un affreux match de boxe au cours duquel l'acteur principal – Kirk Douglas – était soumis à une véritable punition jusqu'au moment où il était mis K.O.. Dans le groupe de contrôle, cette séquence violente a été remplacée par une performance sportive, le record du monde du *mile* battu par Bannister, le premier athlète qui, sur cette distance, est descendu sous les quatre minutes. Venait alors la troisième et dernière phase de l'expérience et, cette fois, c'est le sujet qui avait l'occasion de *punir* son partenaire en lui administrant des chocs électriques. Dès lors, on pouvait comparer le comportement de ceux qui avaient été soumis au film violent au comportement des sujets du groupe de contrôle qui avaient visionné la séquence non-violente.

Sans entrer dans les détails, reprenons la synthèse des principales conclusions d'une série imposante de recherches menées dans la ligne de ce paradigme et présentée par J.- Ph. Leyens (1979) :

- les films violents augmentent l'agressivité des spectateurs, spécialement lorsque ceux-ci sont prêts à agir agressivement, et c'est ce qui se passe s'ils ont été préalablement irrités ou frustrés par exemple ;

- si le vainqueur du combat est un type *sympathique* au point que l'on s'identifie à lui, l'agressivité est renforcée ;

- la violence filmée présentée comme réelle entraîne plus d'agressivité que la violence fictive

Les nombreuses études qui permirent de tirer de telles conclusions ont incité les psychologues sociaux américains à réclamer une diminution de la violence télévisée. Les producteurs n'avaient cependant aucun intérêt à se conformer à cette recommandation, car les films violents leur permettent d'augmenter les recettes de manière substantielle et, assez rapidement, les expérimentations américaines entreprises, dans leur grande majorité, en laboratoire, ont donné lieu à diverses critiques qui paraissaient justifiées. On leur a reproché de ne pas reproduire les conditions de la vie quotidienne. En effet, en laboratoire, les expérimentateurs recouraient à de brèves séquences dans lesquelles l'intrigue avait disparu, alors que la violence était omniprésente. En outre, on testait les répercussions d'un seul extrait, alors que, dans la vie réelle, le spectacle de la violence à l'écran est quotidien et, enfin, il était toujours évalué dans des conditions particulièrement artificielles. C'est ce qui se passait lorsqu'on demandait à un sujet d'administrer des chocs électriques à un partenaire (J.-PH. Leyens).

À partir de 1981, nous avons étudié, à notre tour, les effets de la violence filmée, mais sur le terrain, c'est-à-dire dans des conditions aussi proches que possible de celles de la vie quotidienne. Une série de recherches successives nous ont permis de tester les répercussions de la projection de dessins animés violents dans l'enseignement maternel et, ensuite, de longs métrages violents visionnés dans leur entièreté par des enfants plus âgés, par des préadolescents et par des adolescents.

Dans chacun de ces cas, en suivant simultanément de deux à six groupes pendant plusieurs semaines ou même pendant plusieurs mois, nous avons pu corroborer sur le terrain les résultats obtenus par nos collègues américains en laboratoire.

L'élaboration de programmes de prévention

La principale originalité de nos travaux résidait toutefois dans l'expérimentation de **stratégies de prévention** de l'accroissement d'agressivité habituellement déterminé par la violence télévisée. Après avoir constaté que la simple discussion du film ou la présentation de celui-ci étaient déjà susceptibles de supprimer ou d'atténuer les effets nocifs, nous avons élaboré un programme encore modeste d'initiation au langage et aux techniques cinématographiques qui fut administré à des classes entières et aussi à des adolescents délinquants placés en institution. Si, dans un premier temps, l'agressivité des sujets, tant physique que verbale, était notablement accrue après la vision d'un film violent, les stratégies préventives ont permis d'enregistrer, dans un second temps, un niveau d'agressivité inférieur à celui relevé lors des évaluations préexpérimentales en confirmant, dès lors, l'hypothèse de **l'effet cathartique** (voir graphique n° 1).

L'expérience réalisée avec des adolescents délinquants masculins et féminins a confirmé les résultats obtenus antérieurement dans le cadre scolaire. Elle a comporté plusieurs phases. La première a permis d'enregistrer les réactions agressives des sujets indépendamment de tout film (colonne A). Au cours de la deuxième, les observations effectuées dans des conditions identiques, mais après la projection d'un long métrage violent, font apparaître un accroissement trois fois plus important des conduites agressives ou violentes. C'est à ce moment que nous avons appliqué un programme d'éducation aux médias complété par la discussion des films dont nous avions établi l'efficacité et suivi par de nouvelles évaluations. Après la projection de nouveaux films violents, nous avons enregistré un niveau d'agressivité inférieur au taux initial mesuré au départ (troisième phase) qui n'était plus dépassé en dépit des nouveaux films violents proposés aux sujets.

Graphique n° 1

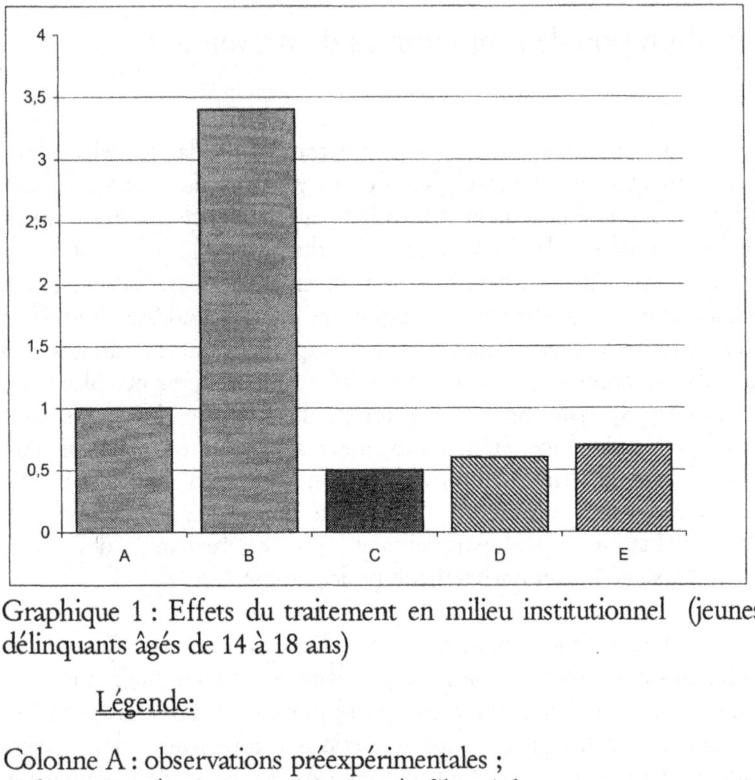

Graphique 1 : Effets du traitement en milieu institutionnel (jeunes délinquants âgés de 14 à 18 ans)

Légende:

Colonne A : observations préexpérimentales ;
Colonne B : réactions agressives après film violent ;
Colonne C et suivantes : réactions agressives après l'administration du traitement.

La violence urbaine

Si les exemples repris dans ce chapitre ne suffisaient pas pour convaincre le lecteur de l'augmentation considérable de la violence au sein de notre société, nous lui suggérons de prendre en considération ce qu'on appelle ordinairement **la violence urbaine**, dont de plus en plus de nos concitoyens ont été les victimes, en tentant de mesurer son importance. Voici une trentaine d'années, cette forme de violence se limitait généralement à l'arrachage d'un sac ou au vol d'objets déposés sur le siège d'un véhicule en stationnement. À l'heure actuelle, nous en sommes au **car jacking** et au **home jacking** – et la fréquence de ce type de violence a doublé en Belgique entre l'an 2000 et 2001 -, tandis que les agressions de personnes sont, elles aussi, beaucoup plus nombreuses. Tous les grands centres urbains comportent, aujourd'hui, des quartiers dans lesquels il vaut mieux ne pas se promener seul le soir.

Les conduites violentes s'observent dans les diverses situations de la vie sociale. On les retrouve sur les routes et les autoroutes, dans les transports en commun, ou dans les stades. Après chaque fin de semaine, la presse rapporte invariablement des comportements violents de groupes de supporters qui ont eu lieu dans tel ou tel stade européen. Si les événements tragiques survenus au stade du Heysel, à Bruxelles en 1985 - où trente-neuf spectateurs italiens sont morts avant même que ne débutât la finale de la Coupe d'Europe opposant l'équipe de *Liverpool* à la *Juventus de Turin* -, ne se sont pas reproduits depuis cette époque, c'est essentiellement parce que la police prend des mesures de prévention exceptionnelles avant toute rencontre à risque.

On relève également des comportements violents dans le milieu professionnel où ils prennent habituellement la forme du chantage et celle du harcèlement sexuel. La violence est même observée dans le cadre scolaire où des enseignants se font agresser par des élèves ! Aux Etats-Unis, cette réalité est, depuis longtemps, largement dépassée. Dans ce pays, des élèves de douze à dix-huit ans se rendent à l' école angoissés. Pourquoi ? Tout simplement parce qu'ils sont quotidiennement victimes de racketteurs et, de temps à autre, l'un de ces adolescents entre dans l'établissement en s'étant muni de l'arme du père et il n'hésite pas à tuer celui avec lequel il a eu une altercation la veille, parfois un compagnon, parfois l'enseignant.

De tels *accidents* ne se produisent pas seulement dans les ghettos noirs, mais aussi dans des régions semi-rurales, voire rurales. Les autorités scolaires de certaines écoles secondaires américaines n'ont pas hésité à faire construire des portiques avec détecteurs de métaux afin d'empêcher les élèves d'y pénétrer armés.

Il n'est pas sans intérêt de rapporter quelques exemples qui nous paraissent suffisamment illustratifs d'une réalité assurément inquiétante.

En février 1996, à Mozes Lake (Washington), Barry Loukaitis, 14 ans, a tué deux copains de classe et le professeur de mathématiques.

Au début de 1997, à Bethel (Alaska), Evan Ramsey, 16 ans, a tué une vedette sportive locale, blessé deux élèves et tué le directeur de l'école.

En octobre 1997, dans une high school du Mississippi, Luke Woodham, 16 ans, a tué sa mère avec un couteau et, ensuite, il est allé à l'école où il a tué son ex-petite amie par balles et tiré sur huit autres élèves dont l'un n'a pas survécu. Lors de son arrestation, il a dit : **je savais ce que je faisais, mais j'étais quelque peu fâché.**

En décembre 1997, à Paducah (Kentucky), Michaël Carneal, 14 ans, a tiré sur les élèves de son école en en tuant trois, tandis que cinq autres étaient blessés.

En 1999, au lycée Columbine, à Littleton, un faubourg paisible de Denver, Eric Harris, 18 ans, et Dylan Kiebold, 17 ans, se sont suicidés après avoir sauvagement tué douze de leurs camarades et un enseignant. Des centaines de balles avaient été tirées par les jeunes meurtriers qui avaient, de surcroît, dissimulé des bombes artisanales dans des sacs à dos, car, selon le Sherif, ils voulaient tout simplement raser l'école.

De toutes les fusillades survenues dans des établissements scolaires, celle de Littleton est probablement la plus terrible, tout en n'étant qu'un épisode tragique parmi bien d'autres.

A Jonesboro, une petite ville de quarante-cinq mille habitants, en mars 1998, dans une Middle School, deux garçons, âgés de onze et de treize ans, ont été les auteurs d'un autre massacre. Les deux gamins, en tenue de camouflage, étaient embusqués. Ils ont actionné l'alarme incendie qui a provoqué la sortie des élèves et celle des adultes. Les meurtriers en herbe ont alors tiré au hasard en tuant quatre fillettes et une enseignante.

Nous mentionnerons encore un incident relevé dans un lycée en Alberta (Canada), et présentant des similitudes avec celui qui s'était déroulé antérieurement à Littleton. Cette fois, un adolescent de quatorze ans, qui avait quitté l'école et qui avait eu des relations difficiles avec ses anciens camarades de classe, y est revenu à l'heure de la pause de midi. Il a tué un jeune homme de dix-sept ans et blessé grièvement un autre élève.

Le 20 mai 1998, à Springfield (Oregon), Kip Kinkel, 15 ans, a tué son père et sa mère et est allé tranquillement dormir. Le lendemain, armé d'un fusil et de deux revolvers, il s'est rendu à l'école en utilisant la voiture de ses parents et il y a tué une vingtaine d'élèves et d'enseignants. Les enquêteurs ont trouvé dans la maison deux bombes que l'adolescent avait fabriquées et cachées dans sa chambre ainsi que d'autres explosifs qui auraient permis de faire sauter la maison et même de détruire tout le quartier.

Les filles participent aussi à la violence physique. Dans certains départements français tels le Bas-Rhin, la délinquance féminine est en forte hausse et, au plan national, les actes de délinquence commis par des sujets féminins auraient augmenté de 45 % en 2002 par rapport à l'année précédente.

En Italie, en juin 2000, le corps de Maria Laura Mainetti, la supérieure du couvent de L'Immacolata situé à Chiavenna (près du Lac de Côme), avait été retrouvé dans une mare de sang, lacéré de dix-neuf coups de couteau, le matin du 7 juin, dans un parc proche du couvent. Trois adolescentes de la localité ont avoué l'avoir assassinée sans aucune autre raison que celle de s'amuser.

Nous aurions pu illustrer, par des comportements aussi illustratifs, bien d'autres formes de violence qui enveniment les relations humaines au sein de notre société. La **violence conjugale**, par exemple, moins connue du grand public, mais sur laquelle l'affaire Cantat-Trintignant a récemment attiré l'attention. Afin de ne pas alourdir l'exposé, nous nous contenterons de rappeler, qu'en France, six femmes meurent chaque mois des suites de la violence conjugale. Celle-ci serait aussi la première cause de mortalité en Europe parmi les femmes âgées de quinze à quarante-quatre ans. Des millions de femmes vivent dans la peur des coups et même dans la peur du viol conjugal.

Nous nous bornerons à évoquer encore la **violence parentale** et les nombreux enfants maltraités ou abusés, **la violence dont sont victimes les personnes âgées**, isolées ou pas, la violence qui s'extériorise dans l'environnement et l'on parle, dans ce cas, de **vandalisme**. Celui-ci s'exprime par des graffiti, des déprédations de tous types, par l'abandon de détritus, voire de poubelles sur les routes ou dans la nature et, d'une manière plus générale, par **la dégradation de l'environnement**. Le vandalisme impose des dépenses considérables à la communauté nationale, car ce ne sont évidemment pas les vandales qui paient.

Est-il bien utile, en terminant, de préciser que la violence n'est pas nécessairement physique ? Elle peut être psychologique, sociale, xénophobique ou raciste ; elle peut être économique, religieuse ou politique ; la violence peut être conjugale, affective, sexuelle, pédophilique, ou familiale et notre énumération est loin d'être exhaustive.

Quoi qu'il en soit, les comportements violents, tout comme la non-intervention et l'indifférence, réelle ou apparente, qu'elle reflète, tendent à montrer, compte tenu de leur fréquence, que les objectifs sociaux de l'éducation ne sont pas atteints.

À ce stade, nous ne disposions toutefois que d'observations occasionnelles et il était matériellement impossible, par conséquent, de contrôler tous les facteurs en jeu. On ne pouvait donc s'exprimer qu'en termes d'hypothèses.

L'élaboration de conclusions valides, à caractère psychopédagogique ou psychosocial, exigeait donc la prise en considération des résultats enregistrés lors des nombreuses recherches expérimentales entreprises dans ce domaine.

À l'occasion d'une expérimentation, en effet, l'auteur prend un certain nombre de précautions afin d'aboutir, autant que possible, à une généralisation des conclusions à la population dont les échantillons sont extraits.

III.

LES APPORTS DE LA RECHERCHE

L'éxpérimentation

Lorsqu'elle est bien utilisée, l'expérimentation est l'outil le plus important du psychologue comme du psychologue social, car elle est la seule méthode qui permette d'établir une relation de cause à effet entre deux ou plusieurs variables ([5]).

Le point de départ de l'expérimentation est constitué par une **hypothèse** dont le chercheur décide de tester la pertinence. *L'hypothèse* est une *affirmation* qui se rapporte à la *relation supposée* existant entre deux variables.

L'expérimentation se différencie des autres méthodes par la manipulation d'une variable qui est appelée, dans ce cas, *variable indépendante*, car elle ne dépend plus, alors, d'aucun autre facteur.

Au cours d'une expérimentation, le chercheur manipule donc une variable et il teste l'effet de cette manipulation – à laquelle on donne le nom de *traitement* – sur le comportement des sujets. Il

---

[5] Le terme *variable* s'applique à un facteur quelconque susceptible d'être manipulé ou mesuré

mesure cet effet en comparant le comportement d'un échantillon d'individus soumis à la variable indépendante – et qui ont donc bénéficié d'un traitement déterminé -, au comportement d'un autre groupe d'individus qui n'en ont pas bénéficié (ou qui ont été soumis à un traitement différent).

Supposons que l'hypothèse à tester soit : *la projection de films violents accroît l'agressivité des spectateurs.* Dans ce cas, le chercheur manipule la variable *films violents* qui est donc la *variable indépendante.* L'expérimentateur choisit, en l'occurrence, les films violents qui seront visionnés par un groupe de sujets appelé **groupe expérimental.** L'incidence de la projection de ces films sera évaluée en comparant les sujets du groupe expérimental au comportement d'un autre échantillon d'individus qui auront visionné des films non-violents ou qui n'auront été soumis à aucun film. Ce second échantillon devient le **groupe de contrôle.** Dans l'exemple proposé, le chercheur peut mesurer l'agressivité des individus du groupe expérimental et du groupe de contrôle et l'agressivité devient donc la *variable dépendante* ([6]).

Si les deux groupes de sujets, dont l'équivalence au regard de la variable *agressivité* a été vérifiée au départ, sont placés dans des conditions identiques à tous points de vue - sauf sur un plan, celui qui correspond à la *variable indépendante* -, et si le groupe expérimental a étalé, lors des évaluations post-expérimentales, un taux d'agressivité significativement supérieur, nous pouvons raisonnablement supposer que la variable manipulée est bien la cause de cette différence.

Nous avons illustré l'application de la méthode expérimentale en psychologie sociale par un exemple extrêmement simple. Un groupe expérimental et un groupe de contrôle sont soumis, l'un et l'autre, à un prétest et à un post-test, tandis qu'un traitement est appliqué, entre les deux moments, au groupe expérimental seul (voir tableau n°1).

---

[6] Dans une expérimentation, la *variable indépendante* est donc celle qui est manipulée, tandis que la *variable dépendante* est celle qui est mesurée.

Les questions qui se posent au niveau de la réalité psychosociale ne peuvent habituellement pas être abordées de manière aussi élémentaire. Sans entrer dans les détails, précisons simplement que nous devons nous prémunir contre l'intrusion perturbatrice, dans l'expérience, de variables autres que la variable indépendante dont nous évaluons les effets. La variable dépendante peut être modifiée par une série de facteurs différents. Dès lors, la relation entre la variable indépendante choisie et la variable dépendante ne sera établie que si toutes les autres variables susceptibles d'influencer la seconde sont contrôlées. On n'y parvient généralement que grâce à un dispositif expérimental complexe et étalé dans le temps, tout en recourant à de nombreux échantillons et en manipulant, à tour de rôle, les diverses variables qui peuvent avoir une incidence sur la variable dépendante choisie.

TABLEAU N° 1

Plan expérimental avec prétest, post-test et groupe de contrôle

GROUPES	PRETEST	TRAITEMENT	POST-TEST
À	O_1	X	O_2
B	O_3		O_4

<u>Légende :</u>

A : groupe expérimental
B : groupe de contrôle
O : mesure pré- ou post-
Expérimentale
X : traitement

Les notations disposées sur une même horizontale représentent des événements qui se succèdent dans le temps ; les symboles qui se trouvent sur une même verticale s'appliquent à des événements synchrones.

Supposons, par exemple, que nous nous intéressions à l'effet de la variable **X** (variable indépendante) sur **Y** (variable dépendante). Si nous avons des raisons de penser que la variable **Z** peut modifier les effets de X sur Y, nous devons en tenir compte et intégrer Z dans le plan expérimental.

Si nous désirons tirer des conclusions valides, nous devons donc prendre certaines précautions pour assurer au moins la **validité interne** de l'expérience. Il y a validité interne si nous pouvons affirmer que c'est bien X qui fait varier Y. **La validité externe** conduit le chercheur à se demander pour quels autres échantillons que ceux utilisés dans l'expérience, les résultats restent valables. Autrement dit, la validité externe nous permet de nous exprimer en termes de généralisabilité des résultats de la recherche.

Nous ne pouvons cependant pas ignorer non plus certaines variables parasites qui, si elles ne contribuent pas à l'explication du phénomène étudié, sont néanmoins susceptibles d'entacher de nullité la relation mise à l'épreuve. Citons, à titre d'exemples, **l'expérience personnelle, les effets du prétest** ou la **mortalité**.

Les effets de **l'expérience personnelle** se rapportent aux changements intervenus entre le prétest et le post-test et déterminés non pas par la variable indépendante, mais par d'autres événements dont les répercussions risquent d'être confondues avec celles de cette dernière.

Les effets du prétest constituent une autre source de variation pouvant expliquer les différences entre les mesures pré- et post-expérimentales. L'application d'un prétest est souvent nécessaire pour connaître le niveau ou les caractéristiques d'un groupe avant l'expérience. L'administration d'un prétest peut toutefois avoir des conséquences diverses (apport d'informations, renforcement de la motivation, prise de conscience de l'objet de la recherche, etc.) et, plus spécialement, déterminer un changement comportemental que nous risquerions, à tort, d'attribuer au traitement. Certains de nos collègues américains, pour illustrer les effets du prétest, citent l'exemple d'une recherche qui comporterait notamment la mesure initiale du poids ; si les sujets, nous disent-ils, sont de jeunes Américaines, une première mesure de ce type les incitera probablement à suivre un régime amaigrissant indépendamment de tout traitement.

La **mortalité** s'applique à la perte d'informations due au manque de stabilité des effectifs. Il y a toujours une certaine mortalité, mais elle constitue un biais si ce sont les exigences du traitement qui en sont responsables. La différence entre le prétest et le post-test pourrait s'expliquer, alors, par la défection d'un sous-groupe – en l'occurrence, les sujets les moins à l'aise dans la situation étudiée – plutôt que par l'efficacité du traitement.

Afin de contrôler ou de neutraliser l'effet des variables parasites, le chercheur élabore un dispositif expérimental plus sophistiqué qui implique la participation de plusieurs échantillons et un étalement suffisant de l'expérience dans le temps.

A titre d'exemple, nous proposons aux lecteurs un dispositif auquel nous avons eu recours précédemment (Voir tableau n° 2)

TABLEAU N° 2

Groupes	PRETESTS	TRAITEMENTS																						POSTTESTS
A	O_{p1} O_{p2}		X_1O_1				X_3O_3				X_5O_5				X_7O_7				X_9O_9			$X_{11}O_{11}$		OP_1 OP_2 OP_3
B	O'_{p1} O'_{p2}	Z_1	$X'_1O'_1$	Y_1	$X'_2O'_2$	Y_2	$X'_3O'_3$	Y_3	$X'_4O'_4$	Y_4	$X'_5O'_5$	Y_5	$X'_6O'_6$	Y_6	$X'_7O'_7$	Y_7	$X'_8O'_8$	Y_8	$X'_9O'_9$	Y_9	Z_2	$X'_{11}O'_{11}$	Y_{11}	$O'P_1O'P_2O'P_3$
C	O''_{p1} O''_{p2}	(W)																						$O''P_1O''P_2O''P_3$
D		(T)																						$O'''P_1O'''P_2O'''P_3$

Traitements : Z_1 = premier entraînement à l'utilisation d'un référentiel comportant l'exécution individuelle, l'auto-correction et la correction collective;

X et X' = exécution indiduelle;

Y = entraînement assisté et renforcement;

Z_2 = correction de O_{p2};

W = activité traditionnelle;

T = activité traditionnelle + expérience personnelle + maturation

En examinant ce tableau de façon plus détaillée, nous pouvons dire que :

O_{p1} et O_{p2} O'_{p1} et O'_{p2} O''_{p2} et O''_{p2}	sont des mesures réalisées avant l'initiative préexpérimentale (prétests)
OP_1, OP_2 et OP_3 OP'_1, $O'P_2$ et $O'P_3$ $O''P_1$, $O''P_2$ et $O''P_3$ $O'''P_1$, $O'''P_2$ et $O'''P_3$	sont des évaluations post-expérimentales identiques pour les échantillons A, B,C et D

L'expérience a comporté la participation de quatre échantillons de douze classes soit, au total, quarante-huit classes. Les groupes A, B, et C étaient composés de classes de sixième année primaire, tandis que D comportait douze classes de troisième année de l'enseignement secondaire. Si l'une ou l'autre des classes évoluait autrement que celles du même échantillon, l'attention de l'expérimentateur était immédiatement attirée et l'analyse pouvait permettre de déceler la variable dont l'intervention avait altéré l'effet du traitement.

Dans cette expérimentation, les deux variables indépendantes - c'est-à-dire deux traitements pédagogiques différents centrés sur le développement de l'aptitude à exploiter un matériel de référence -, appliquées aux échantillons A et B ont été désignées respectivement par les lettres X et X'.

Au cours de la recherche, l'expérimentateur a donc comparé deux groupes expérimentaux à deux groupes de contrôle – C et D -, qui n'avaient subi aucun traitement spécifique.

Les lettres W et T représentent l'activité habituelle des élèves conformément aux programmes du Ministère de l'Education.

A la fin de l'année scolaire, toutes les classes subirent trois post-tests identiques. Un tel dispositif permettait de comparer les échantillons entre eux lors des pré- et des post-tests, mais aussi les performances de chaque échantillon aux deux moments, tout en favorisant le contrôle d'un autre facteur susceptible d'invalider les résultats, à savoir la *régression statistique*.

Cette variable concerne la tendance des notes *exceptionnellement* élevées ou exceptionnellement basses à se rapprocher d'une valeur moyenne. La régression statistique constitue une source d'erreurs fréquemment commise en pédagogie - par exemple, lors de la comparaison d'un groupe expérimental médiocre bénéficiant d'un traitement et d'un groupe de contrôle de niveau élevé ; la qualité du traitement est parfois considérée comme établie si le groupe expérimental obtient des résultats supérieurs en termes de gains relatifs ; cette déduction ignore le manque de fidélité des notes extrêmes -, mais également en psychologie sociale si le groupe étudié a été choisi en fonction de son niveau extrême. Dans ce cas, nous risquons d'enregistrer un glissement vers la moyenne indépendamment de tout traitement.

Pour appréhender le caractère exceptionnel d'une mesure ou d'une observation, on applique plusieurs épreuves pré- ou post-expérimentales.

Par ailleurs, la sélection des échantillons mérite également toute notre attention. Les expérimentions de psychologie et surtout celles de psychologie sociale ont souvent été réalisées avec des volontaires. Or, le comportement des volontaires peut différer de celui des non-volontaires et le problème de la validité externe reste donc posé dans ce cas.

Le contrôle ou la neutralisation de toutes ces variables exige le recours à un dispositif expérimental approprié. C'est ce qui se passe dans le cadre des comportements sociaux auxquels nous nous sommes intéressés. Tant la décision d'intervenir pour aider l'un de nos semblables confronté à une situation critique que celle de s'abstenir, peuvent être déterminées par des facteurs multiples à caractère psychologique, mais aussi par des variables situationnelles et très souvent ces facteurs sont en interaction.

De très nombreuses recherches ont donc été indispensables pour les identifier et pour arriver à expliquer un tant soit peu l'adoption de conduites normalement perçues comme inadmissibles dans une société évoluée comme la nôtre.

Les premières recherches

Dès le départ, les psychologues sociaux américains ont mis en doute le bien-fondé des interprétations avancées par les journalistes et aussi par d'autres commentateurs qui tentaient d'expliquer la non-intervention des témoins lors du meurtre de Kitty Genovese.

Pouvait-on supposer que leur comportement reflétait l'indifférence ? Apparemment pas, car bon nombre de ces individus ont admis, au cours des enquêtes, qu'ils ont observé la scène jusqu'au bout, fascinés, bouleversés et incapables de s'en détacher. Cette description ne reflète pas du tout l'indifférence ou l'apathie. Ces interprétations sont également en opposition avec l'aide bien souvent apportée lorsque le bénéficiaire de l'intervention éventuelle est placé dans des conditions moins critiques qui ne réclament pas une décision instantanée.

L'expérimentation initiale de B. Latané et J.-M. Darley

B. Latané et J. M. Darley (1968) estimaient, et sans aucun doute à juste titre, que bien d'autres facteurs pouvaient expliquer le comportement d'abstention des témoins. Il paraissait nécessaire, dès lors, de tester expérimentalement leur incidence éventuelle. Dans leur première recherche, effectuée en laboratoire, ils se sont intéressés au *nombre d'individus* présents au moment de l'incident et aux répercussions de la *passivité de l'entourage*. De telles variables, pensaient-ils, étaient susceptibles d'entraver l'intervention d'un individu.

Lors de la situation expérimentale qu'ils ont élaborée, les sujets ne devaient pas encore venir en aide à autrui. Ils devaient surtout se sauver eux-mêmes. L'étude a cependant permis de confirmer l'hypothèse suivant laquelle, face à un événement ambigu, un individu tend - et très probablement sans en prendre conscience - à observer d'abord les réactions des autres et celles-ci risquent donc d'avoir une incidence sur son propre comportement.

Des étudiants de l'Université de Columbia, qui résidaient dans les cités universitaires, furent invités à se soumettre à une interview centrée sur les problèmes rencontrés au sein d'une université urbaine.

Les sujets furent installés dans une petite salle d'attente, soit seuls, soit par groupes de trois. Dans ce dernier cas, on distinguait, d'une part, un sujet naïf ([7]) entouré de deux compères des chercheurs auxquels on avait donné pour consigne de ne pas réagir, ou bien d'autre part, trois sujets naïfs. Tandis qu'ils rédigeaient leurs réponses à un questionnaire écrit, on créait une situation ambiguë, mais potentiellement dangereuse constituée, en l'occurrence, par une fumée blanche de plus en plus dense qui pénétrait dans le local par une bouche d'aération spécialement aménagée pour la circonstance. Au début, on la percevait à peine. Par contre, à la fin de l'expérience - interrompue au plus tard après six minutes -, les sujets se trouvaient en plein brouillard.

B. Latané et J. M. Darley avaient choisi deux variables indépendantes, à savoir la *dimension des groupes* et, en second lieu, la *présence de témoins passifs*. Les deux variables dépendantes retenues étaient, en premier lieu, *la fréquence de signalement de la fumée* dans les trois conditions expérimentales et, deuxièmement, *le temps* qui s'écoulait entre l'apparition du stimulus et la tentative d'intervention d'un sujet.

Les chercheurs ont enregistré des résultats assez étonnants. En situation d'isolement, 75 % des étudiants ont considéré que la situation était suffisamment anormale pour attirer l'attention de l'un de responsables. On pouvait donc s'attendre, dans les groupes de

---

[7] Le sujet *naïf* est celui qui sert de *sujet d'expérience.*

trois étudiants, à 98 % d'interventions ([8]). Or, les expérimentateurs n'en ont relevé que 38 % lorsque les trois sujets naïfs étaient réunis et 10 % seulement là où les deux compères n'avaient aucune réaction. Dans cette condition, les compagnons du sujet naïf toussaient, se frottaient les yeux, chassaient la fumée, mais ne la signalaient pas.

Quoi qu'il en soit, les hypothèses émises ont été confirmées et deux conclusions purent être tirées : en premier lieu, **en présence de témoins passifs**, l'individu tend, lui aussi, à rester passif et, deuxièmement, des groupes de trois individus ont moins de chances de rapporter l'incident que des sujets isolés.

Interrogés à l'issue de l'expérience, les participants ont affirmé que les réactions des autres n'avaient eu aucune incidence sur leur comportement, alors que les résultats prouvaient pourtant le contraire.

Une femme en détresse

À l'occasion d'une recherche ultérieure, B. Latané et J. Rodin (1969), ont testé les effets inhibiteurs du groupe lorsque le sujet n'est pas lui-même en danger. Des étudiants avaient été invités à répondre à un questionnaire et avaient été installés dans un local soit seuls, soit par groupes de deux. Quatre conditions expérimentales étaient prévues :

1. sujets isolés ;
2. sujets avec un partenaire invité à rester passif ;
3. sujets avec un partenaire inconnu auquel aucune instruction n'avait été donnée ;
4. sujets avec un partenaire connu (ami).

---

[8] La formule qui permet de calculer la probabilité attendue dans un groupe est $1 - (1 - P)^n$ ou n est le nombre de témoins et P la probabilité d'intervention d'un seul individu.

Quatre minutes après avoir été installés, les sujets étaient confrontés à une séquence qui avait été soigneusement préparée et enregistrée. Ils entendaient distinctement, dans la pièce voisine, un bruit de chute et un cri de détresse émis par la jeune femme qui les avait introduits quelques instants auparavant. Les gémissements se prolongeaient durant plus d'une minute.

Les résultats furent aussi spectaculaires que dans l'étude précédente. Dans la mesure où 70 % des sujets isolés ont tenté de venir en aide à la victime, on pouvait s'attendre à 91 % d'interventions au sein des groupes. La réalité fut bien différente. Lorsque le comparse restait totalement passif, seulement 7 % des sujets ont adopté un comportement destiné à secourir la victime. Dans la condition n° 3, où le partenaire n'avait reçu aucune instruction particulière, 20 % des participants sont intervenus. Dans la condition n° 4, où les groupes étaient constitués par deux étudiants qui se connaissaient, le comportement d'aide était de 70 %. Enfin, la moyenne des interventions pour les trois conditions dans lesquelles deux étudiants furent réunis, était de 40 %.

D'une manière générale, les conclusions de la recherche précédente ont été confirmées. Un sujet aurait moins de chances d'adopter un comportement d'aide en faveur d'une personne confrontée à une situation critique *en présence d'autres témoins* de l'incident. Cette tendance s'exprime de manière plus frappante si, en fonction des consignes reçues, la passivité du partenaire est totale. Entouré d'autres individus, le sujet aurait tendance à percevoir la situation comme moins sérieuse, comme moins grave que s'il l'appréhendait seul. Nous serions en présence de la non perception du caractère critique de l'incident, suscitée ou renforcée par la passivité du partenaire. Les auteurs ont désigné ce processus par l'expression **pluralistic ignorance** qui expliquerait donc les interventions moins fréquentes dans ce cas.

De nouvelles expérimentations ont cependant permis de constater que le phénomène est particulièrement complexe. Le processus d'influence sociale qui, selon B. Latané et J.M. Darley, déterminerait la passivité des témoins, ne peut évidemment jouer un rôle lorsque les sujets ne se voient pas. Par conséquent, ces premières expérimentations, si intéressantes fussent-elles, n'enrichissaient pas notre compréhension du fameux fait divers qui fut pourtant le point de départ de ces recherches. Le comportement d'abstention relevé à l'occasion du meurtre de Kitty Genovese ne résultait apparemment pas de la présence simultanée d'autres personnes puisque les témoins se trouvaient tous dans leur propre appartement et étaient donc séparés les uns des autres.

B. Latané et J.M. Darley ont cependant pensé que ces individus ont pu apercevoir certains des voisins à travers le vitrage de la fenêtre derrière laquelle étaient postés ces individus – dont plusieurs avaient d'ailleurs allumé la lumière - et cette perception, estimaient-ils, a pu affecter chacune des réactions individuelles par un processus de **diffusion de responsabilité**.

Les auteurs ont donc mis au point une nouvelle expérimentation où furent recréées des conditions semblables à celle à laquelle les témoins du meurtre avaient été confrontés.

La crise d'épilepsie simulée

L'hypothèse à tester était la suivante : *dans une situation critique, plus il y a de témoins dont on connaît la présence, mais dont on ignore le comportement, moins la victime est aidée.*

Plus d'une centaine d'étudiants ont participé à l'expérience. Ils étaient conviés à un échange de vues se rapportant aux problèmes personnels auxquels ils devaient faire face dans un environnement urbain stressant comme celui de New York.

À son arrivée au laboratoire de psychologie, l'étudiant était introduit dans une cabine individuelle afin, lui disait-on, de respecter l'anonymat des participants. Les sujets avaient la possibilité de communiquer avec leurs compagnons, à l'aide d'un interphone en respectant toutefois certaines règles. Dans un premier temps, les sujets avaient la parole à tour de rôle et chacun exposait les problèmes qu'il avait décidé de présenter à ses interlocuteurs durant les deux minutes qui étaient accordées. Ensuite, chaque participant pouvait commenter les communications de ses compagnons. L'expérience devait se terminer par une discussion collective. Seuls deux étudiants avaient la possibilité de parler au même moment, mais l'échange était entendu par tous les autres. Le sujet naïf parlait en dernier lieu après avoir entendu les discours préalablement enregistrés de ceux qui étaient, en principe, ses partenaires et dont il connaissait, par conséquent, le nombre. Lorsqu' arrivait son tour, l'interlocuteur signalait qu'il lui arrivait de faire une crise d'épilepsie et, à un moment donné de l'échange, il simulait effectivement la crise. La coupure qui suivait pouvait résulter tant de l'achèvement du temps accordé que de la chute de la victime.

Les chercheurs ont choisi, en tant que *variables dépendantes*, la *fréquence du comportement d'aide* et, d'autre part, *le temps écoulé* entre la crise d'épilepsie simulée et le moment où le sujet naïf sortait de la cabine pour secourir la victime, tandis que *la dimension du groupe* était évidemment **la variable indépendante**.

Le dispositif élaboré devait conduire le sujet à considérer qu'il était inséré soit dans un groupe de participants composé de deux individus – il était alors le seul partenaire de la victime -, soit dans un groupe de trois individus – la victime, le sujet et un autre étudiant -, ou, enfin, dans un groupe de six participants – le sujet, la victime et quatre autres étudiants -.

La recherche a confirmé l'hypothèse des chercheurs. Le nombre de témoins avait bien un effet sur la probabilité de l'intervention. Lorsque le sujet était le seul partenaire de la victime, il a tenté de lui venir en aide dans 85 % des cas. La fréquence des interventions n'était plus que de 62 % dans les groupes de trois et de 31 % seulement si le groupe devait comporter six participants.

Les résultats ne furent pas très différents lorsqu'on évaluait la seconde variable dépendante. Si le sujet avait l'impression d'être le seul partenaire de la victime, l'intervention était effective après 50 secondes pour 90 secondes dans les groupes de trois et 165 secondes dans les groupes de six participants.

Graphique n° 2

Fréquence des interventions en fonction du nombre de témoins (B. Latané et J. M. Darley)

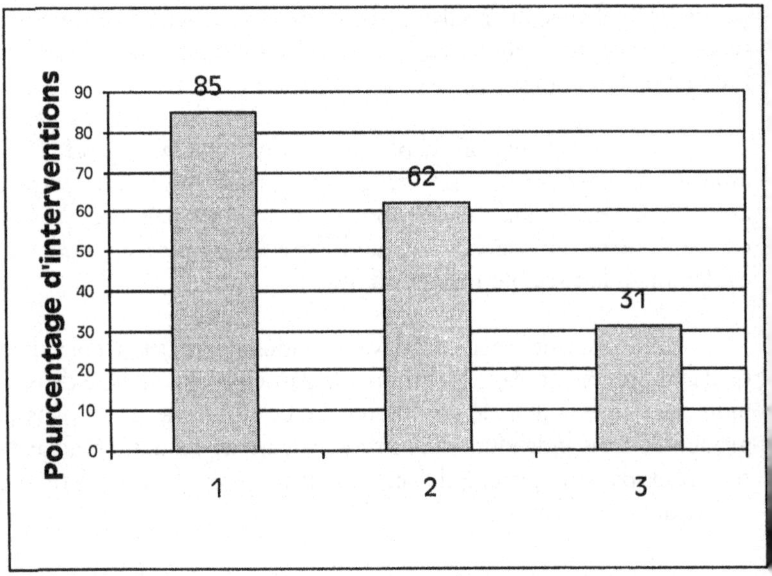

Durant l'expérience, les sujets qui ne sont pas intervenus ont étalé des signes extérieurs de nervosité (cris, jurons) et paraissaient beaucoup plus émotionnés que les intervenants. L'abstention ne s'expliquait donc pas par l'indifférence ou l'apathie.

Au cours des interviews post-expérimentales, les participants ont affirmé que la présence des autres n'avait pas eu d'incidence sur leur comportement. En réalité ils n'étaient pas conscients de l'influence exercée par les témoins, car, une fois de plus, les résultats démontrent le contraire. Si les traits de personnalité ne permettaient apparemment pas de prédire l'adoption du comportement d'aide, la présence d'autres personnes et leur nombre autorisaient une prédiction relativement plus précise.

Quoi qu'il en soit, à ce stade, deux processus distincts, qui fournissent une explication du moins partielle au comportement adopté par les témoins d'une situation critique, avaient été mis en évidence grâce à ces premiers travaux. D'une part, la non perception du caractère critique de l'incident favorisée par la passivité des individus présents – la **pluralistic ignorance** de B. Latané et J. M. Darley -, et, deuxièmement, **la diffusion de responsabilité**. Dans ce dernier cas, l'intervention de l'une des autres personnes présentes apparaît comme probable. Toutefois, dans la mesure où chacune peut percevoir la situation de manière identique, la victime a peu de chances d'être secourue.

La confusion de responsabilité

J.T. Cacioppo et ses collaborateurs (1986) ont proposé de nuancer le processus de diffusion de responsabilité mis en lumière par B. Latané et J. M. Darley en le différenciant de celui de confusion de responsabilité. D'après l'hypothèse des auteurs, un individu aperçu en compagnie de la victime pourrait être considéré comme le responsable de ce qui est arrivé à celle-ci.

Nous pouvons admettre que, dans certains cas, ce facteur soit susceptible d'inhiber le témoin et de contribuer, par conséquent, mais en partie seulement, à l'explication de la non-intervention.

Autres variables

D'autres variables qui sont susceptibles de favoriser ou d'entraver l'intervention ont été étudiées ultérieurement. Ainsi, par exemple, **l'ambiguïté de la situation** (R. D. Clark et L. E. Word, 1972), **le sexe de l'intervenant** (A. Eagly et M. Crowley, 1986) ; C. A. Otten, L. A. Penner et G. Wangh qui ont testé l'hypothèse selon laquelle les hommes interviennent plus souvent que les femmes), **l'appartenance à une autre classe sociale** ou à un groupe ethnique différent (D. L. Frey et S. L. Gaertner, 1986), **l'état de dépendance de la victime** ou **la répulsion suscitée** par celle-ci (J. A. Piliavin et al., 1969). Plusieurs chercheurs se sont efforcés d'évaluer l'effet de certains **traits de personnalité** sur le comportement d'aide. J. Karylowiski (1982) s'est intéressé à la tendance exocentrique ou endocentrique des témoins. D. S. Aderman et L. Berkowitz (1983) ont cru pouvoir conclure qu'un **intérêt excessif porté à sa propre personne** réduit la fréquence du comportement d'aide. D. L. Rosenham et al. (1981) ont relevé une incidence positive de **la bonne humeur**.

Ces travaux ont permis, jusqu'à un certain point, de compléter ou de nuancer les premières recherches de B. Latané et J. M. Darley. Ainsi, par exemple, R. D. Clark et L. E. Word ont montré que l'influence inhibitrice des autres témoins s'exerce surtout dans une situation modérément ambiguë, mais s'atténue ou disparaît lorsque la situation est totalement dépourvue d'ambiguïté.

Les résultats obtenus ne sont cependant pas concordants et, parfois, contradictoires. Si certains auteurs ont constaté que le comportement d'aide est plus fréquent chez les hommes lorsque les conditions dans lesquelles se déroule l'incident comportent un certain danger ou si l'événement a lieu devant un public plus ou moins important, les femmes par contre, aident davantage lorsqu'elles sont engagées dans une relation à long terme ou s'il s'agit d'une relation plus intime. G. Borofsky et al. (1971), dans une situation de jeu de rôle ont relevé plus d'interventions chez les hommes pour arrêter une querelle apparente entre deux hommes ou entre deux femmes, mais pas si le conflit oppose un homme à une femme. Dans une circonstance où les sujets avaient l'occasion d'aider un arriéré mental, N.N. Thalhofer (1971) a observé un taux d'interventions plus important chez les femmes.

Par ailleurs, si la bonne humeur suscitée par l'annonce de la réussite à différents tests a entraîné, dans certaines expérimentations, un taux plus élevé d'aide que chez des sujets dont les scores aux mêmes épreuves avaient été jugés plus ou moins médiocres, des résultats négatifs ne conduisent pas nécessairement à une diminution de fréquence de ce comportement contrairement aux hypothèses formulées. A. M. Issen et al. (1973) ont même pu conclure, qu'après un échec, les individus seraient plutôt incités à donner d'eux-mêmes une image valorisante, surtout lorsqu'ils ont l'occasion de la faire apparaître au regard du monde extérieur.

La bonne humeur pourrait avoir une incidence positive en augmentant la disponibilité aux besoins d'un autre individu. La mauvaise humeur serait toutefois également susceptible de favoriser l'aide à autrui chez des sujets déjà ouverts aux problèmes de l'entourage.

La surcharge urbaine

Les études dans lesquelles les auteurs ont comparé le comportement d'aide en **milieu urbain** et en **milieu rural,** ont généralement relevé une fréquence d'interventions plus grande dans les petites localités où la densité de la population est réduite.

S. Milgram (1970) a tenté d'expliquer l'absence ou la rareté du comportement d'aide dans les grands centres par un phénomène qu'il a appelé *la surcharge urbaine*. Il considérait que les habitants des grandes villes, sont soumis à une multitude de stimulations environnementales plus ou moins stressantes et la capacité d'y répondre efficacement est alors dépassée. Les individus s'efforceraient, dès lors, de réduire le stress en ignorant les événements perçus comme non significatifs pour eux.

Les traits de personnalité

Plusieurs chercheurs se sont efforcés d'évaluer l'effet de certains traits de personnalité sur le comportement d'aide, mais les résultats ne sont pas concluants. D. L Krebs (1970), par exemple, n'a trouvé aucune relation entre, d'une part, l'identification de traits tels l'approbation sociale, l'autoritarisme, le besoin de considération, la place occupée dans la constellation familiale, l'appartenance à une classe sociale et le comportement d'aide, d'autre part.

Toutefois, si ces recherches ont permis d'établir que telle ou telle variable accroît la probabilité d'intervention, aucune n'a répondu entièrement aux questions que se posaient les psychologues sociaux. Le comportement de fuite ou d'abstention n'avait toujours pas reçu d'explication cohérente et les études antérieures, si nombreuses pourtant, ne permettaient pas d'entrevoir une solution dont l'intérêt ne peut pourtant pas être mis en doute.

Par ailleurs, nous croyons devoir souligner le caractère artificiel de la grande majorité des recherches américaines, effectuées le plus souvent en laboratoire, c'est-à-dire dans des conditions trop éloignées de la réalité pour autoriser une généralisation des conclusions. Il paraissait donc essentiel d'appréhender le comportement d'aide sur le terrain dans des situations spécifiques de la vie quotidienne, avant de se focaliser sur l'élaboration d'une méthodologie visant, autant que possible, à la résolution ultérieure du problème.

Les travaux de I. M. Piliavin, J. Rodin et J. A. Piliavin

Sans doute, certaines expérimentations américaines ont-elles respecté cette exigence. La plus connue est celle de I. M. Piliavin et al. (1969) qui s'est déroulée dans le métro de New York. Les auteurs ont étudié la fréquence et la rapidité du comportement d'aide en fonction du type de victime - malade ou ivre - et de son appartenance ethnique (individus de race blanche ou de race noire).

Environ 4.450 personnes qui ont emprunté une ligne déterminée du métro de New York les jours de semaine, entre 11h et 15h, du 15 avril au 26 juin, ont été, à leur insu, les sujets de cette recherche. Les auteurs ont choisi la ligne qui longe la 8-e Avenue parce que, durant 7 minutes et 30 secondes, entre la 59-e et la 125-e Rue, le trajet ne comporte pas d'arrêt. On pouvait donc assez aisément provoquer une *situation critique* dont les voyageurs présents allaient inévitablement être les témoins. Leur nombre, à ces heures, était en moyenne de quarante-trois, tandis que huit ou neuf d'entre eux se trouvaient dans la *zone critique* (voir graphique n°3).

À chacun des cent et trois voyages nécessités pour le recueil des données, les quatre étudiants qui collaboraient à l'étude - deux jeunes gens et deux jeunes filles -, entraient dans le train par des portes différentes et s'installaient dans un même compartiment en donnant l'impression d'être des voyageurs comme les autres. Chacun était cependant chargé d'une tâche précise. Les jeunes filles, assises à l'écart par rapport à la *zone critique*, devaient noter un maximum d'informations tout au long du trajet. Elles devaient notamment dénombrer les personnes présentes, relever leur appartenance ethnique, le nombre de celles qui intervenaient et même les commentaires des témoins. L'étudiant qui jouait le rôle de la *victime* - assuré successivement par quatre jeunes gens, trois de race blanche et un quatrième de race noire, toujours vêtus de manière identique - voyageait debout. Après plus ou moins 70 secondes, la *victime* titubait, s'écroulait et restait étendue sur le sol jusqu'au moment où l'un des voyageurs lui venait en aide. Si personne n'intervenait, l'un des étudiants s'occupait de la *victime* en respectant un scénario préparé d'avance. À la fin du parcours, les étudiants, après avoir attendu que tous les voyageurs eussent quitté la station, prenaient un train qui les ramenait à leur point de départ et l'expérience recommençait.

Graphique n° 3

Représentation du compartiment du métro de New York
(I. M Piliavin et al.)

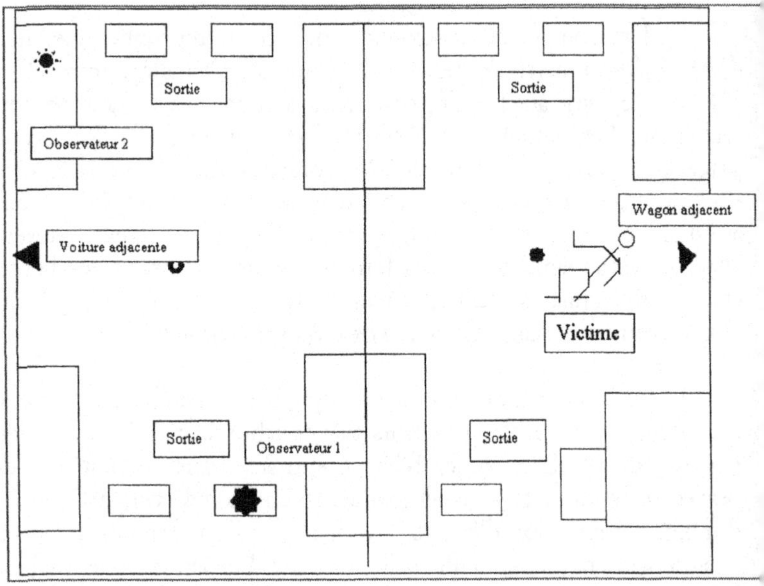

La fréquence des interventions est impressionnante si on la compare aux résultats obtenus au laboratoire. Dans le cas où la *victime* portait une canne et semblait être malade, elle a été secourue 62 fois sur 65 ! Lorsqu'elle paraissait ivre – dans ce cas, une odeur d'alcool se dégageait de la *victime* et une petite bouteille d'alcool dépassait de l'une de ses poches -, l'aide a été fournie dans 50 % des cas (19 interventions sur 38). Les auteurs n'ont pas confirmé, dans cette étude, le phénomène de **diffusion de responsabilité** découvert, en laboratoire, par B. Latané et J. M. Darley. De même, ils n'ont pas observé une fréquence accrue des interventions,, ni un temps de latence plus long lorsque les personnes présentes étaient plus nombreuses.

En 1972, J. A. et I. M. Piliavin ont effectué une autre recherche afin de tester l'hypothèse suivant laquelle les témoins apportent plus d'aide indirecte lorsque la victime est ensanglantée – le coût étant alors élevé - , et plus d'aide directe lorsqu'elle ne l'est pas (coût moins élevé). Les résultats ont confirmé l'hypothèse et les auteurs ont conclu à une diffusion de responsabilité plus grande lorsque le coût augmente.

En 1973, les auteurs ont présenté un modèle dont les étapes essentielles étaient les suivantes :

1. la confrontation à une situation critique suscite un état émotionnel qui s'accompagne, pour le témoin, de modifications physiologiques (accélération du rythme cardiaque, modification du rythme respiratoire, estomac noué, etc.), mais qui comporte aussi des composantes affectives et cognitives (craintes, dégoût, empathie, etc.) ;

2. l'état émotionnel est d'autant plus intense que la situation d'urgence s'étale dans le temps et lorsque le témoin a des points communs avec la victime ;

3. le témoin est alors incité à choisir la conduite la plus susceptible de réduire rapidement et complètement son état émotionnel déplaisant, mais avec le plus petit coût possible ;

4. le témoin réduit son état émotionnel soit en aidant directement la victime, soit en sollicitant une aide extérieure, ou encore en quittant l'endroit, ou en ignorant l'incident.

En 1975, J. A. Piliavin et al. ont mis au point une troisième expérience. Ils ont testé l'hypothèse d'après laquelle une *tache de naissance sur le visage de la victime inhibe ou ralentit l'intervention des témoins.* Les résultats ont permis de confirmer l'hypothèse. La présence de la tache entraîne un certain dégoût. Et dans ce cas, le coût est plus élevé et le processus de diffusion de responsabilité a été observé.

À la suite de ces travaux, les chercheurs ont proposé un modèle explicatif basé sur deux variables en interaction. Selon ces auteurs, la confrontation à la détresse d'autrui entraîne une tension qui se caractériserait par des réactions physiologiques, affectives et cognitives et s'accompagnerait d'un effet désagréable. Le témoin serait incité à supprimer ce malaise ou tout au moins à le réduire. Il pourrait y parvenir soit **en aidant la victime**, soit **en échappant à la situation**. La décision de l'individu dépendrait, en partie, de variables situationnelles et de sa capacité d'empathie.

Dans une situation critique, le comportement du témoin serait fonction d'une matrice **coût(s)-récompense(s)** dans le cadre de laquelle nous devrions tenir compte des coûts associés à l'aide – dus, entre autres, à l'interruption d'une activité, à la perte de temps, au dégoût, au stress ... - , des coûts associés à la non-intervention – sentiment de culpabilité, sentiment de dévalorisation de l'image de soi, reproches et réprobation de l'entourage, sentiment d'insatisfaction ... -, mais également des récompenses associées à l'aide (estime de soi renforcée, sentiment de satisfaction, réactions positives de l'entourage) et des récompenses dérivées de la non-intervention (poursuite de l'activité initialement prévue, suppression de l'état de tension provoquée par la situation, évitement de toute perte de temps ...).

Dans une telle conception, un témoin aurait d'autant moins tendance à intervenir si le coût de l'indifférence est réduit, tandis que le coût associé à l'aide paraît élevé. Ce serait essentiellement dans ce cas que, selon ces auteurs, on observerait la **diffusion de responsabilité**.

Ainsi, l'individu ivre est moins souvent secouru que le malade, car, pour le premier, le coût de l'indifférence est réduit dans la mesure où l'on considère qu'il est fautif. De même, l'intervention moins fréquente des femmes, dans ce cas, s'expliquerait par un coût plus élevé en fonction du danger accru auquel l'intervenant s'expose.

Enfin, si le coût de l'intervention et le coût de l'abstention sont, l'un et l'autre, très élevés, le sujet aurait des chances de recourir à une aide indirecte (appel à un médecin, à une ambulance, aux policiers ...).

Commentaire

Nous pouvons considérer que ce modèle rend compte essentiellement d'une préoccupation égoïste plutôt que d'un intérêt réel porté à la victime.

Pour expliquer le comportement d'aide ou la réaction de fuite, les auteurs nous proposent une perspective hédoniste où toute trace d'altruisme serait absente. Si les stratégies centrées sur la recherche du profit maximum peuvent se révéler utiles pour comprendre, par exemple, les échanges de type économique, elles ne nous paraissent pas pertinentes pour expliquer les interactions dans les situations particulièrement complexes de la réalité psychosociale.

La parabole du Bon Samaritain

Une expérience intéressante a été réalisée par J. M. Darley et C. D. Batson (1973) dont les sujets étaient les étudiants qui participaient à un séminaire de théologie à l'Université de Princeton. Ces derniers furent invités à préparer un sermon basé sur la parabole du *Bon Samaritain.* Ce sermon devait être présenté dans un local bien déterminé situé dans un bâtiment du voisinage.

Les auteurs ont choisi, en tant que variable indépendante, *la contrainte du temps*. Les séminaristes devaient rédiger un texte et exposer leur travail à des moments différents auxquels un rendez-vous était fixé à chacun. Pour certains, le temps de préparation était extrêmement limité, tandis que d'autres disposaient d'un temps plus ou moins long.

Lorsque le séminariste se rendait dans le local prévu, il devait traverser une allée et, au moment où il était sur le point de pénétrer dans l'édifice dans lequel la présentation avait lieu, il était confronté, dans l'entrée, à un individu effondré et immobile, la tête penchée et les yeux clos. Si le sujet passait sans s'arrêter, la *victime* toussait à deux reprises et gémissait. Les réactions des étudiants à l'égard de celle-ci étaient observées par des membres de l'équipe et évaluées sur une échelle à six points de la manière suivante :

a. lorsque le sujet se comportait comme s'il n'avait pas aperçu la *victime ;*

b. si le sujet avait manifestement remarqué la *victime*, mais n'avait pas offert d'aide ;

c. si le sujet ne s'était pas arrêté tout en tentant de trouver une aide indirecte ;

d. s'il s'était arrêté en demandant à la *victime* si elle avait besoin d'aide ;

e. s'il aidait la *victime* à entrer dans le bâtiment, sans plus ;

f. si, après avoir fait entrer la victime, il restait avec elle.

Les séminaristes qui n'étaient pas trop pressés ont au moins demandé à la *victime* si elle avait besoin d'aide. Le score moyen de ce sous-groupe ne dépasse cependant pas la note 3 (voir graphique n° 4)

En revanche, ceux qui subissaient la *pression du temps* avaient tendance à ne pas même offrir une assistance minimale. La note moyenne de ce sous-groupe est à peine supérieure à 0,5.

Graphique n° 4

Comportement d'aide en foction de la pression du temps Scores moyens obtenus pour un temps de préparation long, moyen ou court (Darley et Batson).

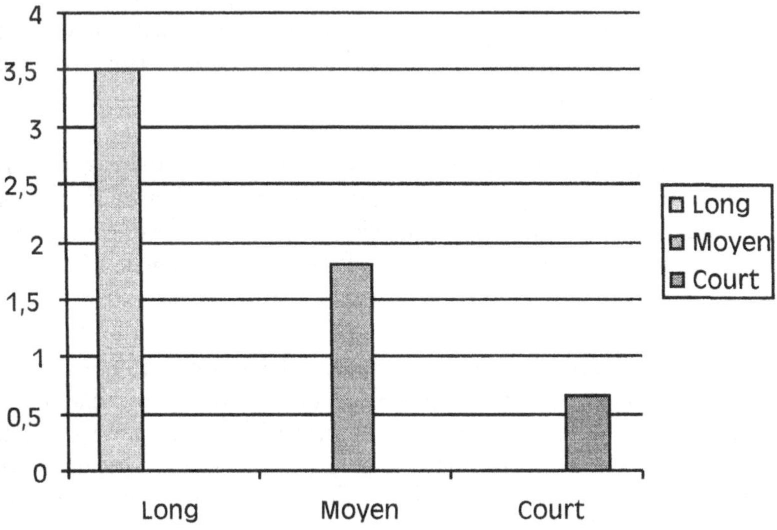

La pression du temps

En dépit du devoir *d'aimer son prochain comme soi-même* auquel, en principe, ils étaient tous soumis, ces séminaristes n'hésitaient pas à éviter d'intervenir en faveur d'une personne dont le besoin d'aide paraissait pour le moins évident. Certains ont même enjambé l'individu étendu sur le sol avant de poursuivre leur chemin, sans l'aider, pour évoquer, ensuite, la *parabole du Bon Samaritain* – et proposer, peut-être, à leurs auditeurs de s'en inspirer - en ne se rendant apparemment pas compte de l'absence totale de cohérence entre le sermon élaboré et leur propre comportement.

L'influence de l'environnement urbain

Plusieurs recherches de S. Milgram (1977) ont confirmé l'influence du milieu urbain et elles ont mis en évidence, avec une constance assez remarquable, un comportement d'aide nettement moins fréquent parmi les habitants des grands centres par rapport à celui observé dans les petites villes américaines.

Dans l'une des investigations de l'auteur, un expérimentateur, masculin ou féminin, sollicitait, auprès des propriétaires de demeures de Manhattan ou d'une petite localité, de pouvoir effectuer un appel téléphonique dans leur maison afin de recevoir l'assistance nécessitée par une situation d'urgence.

Les résultats enregistrés révèlent, d'une part, que les victimes de sexe féminin avaient bien plus de chances d'être aidées, mais aussi, d'autre part, que cette aide était accordée bien plus fréquemment, pour les *victimes* tant masculines que féminines, dans les petites villes (voir tableau n° 3). Selon S. Milgram, à côté du danger accru impliqué par l'intervention dans un grand centre urbain, l'anonymat qui le caractérise inhibe le comportement altruiste.

À cet égard, on peut rappeler encore un test original imaginé par P. G. Zimbardo (1969). Une voiture avait été garée à Manhattan, près du campus de l'Université de New York. Le capot était relevé de manière à signifier clairement que le véhicule était en panne. En vingt-quatre heures, la voiture avait été dépouillée de tous les éléments détachables. Après trois jours, il ne restait plus qu'une pièce de métal.

L'auteur a abandonné une voiture dans les mêmes conditions à Palo Alto (Californie) où un seul individu s'était permis de la toucher, mais c'était afin de fermer l'une des fenêtres restée ouverte.

Graphique n° 5

Comportement d'aide en milieu urbain ou rural en fonction du sexe (S. Milgram)

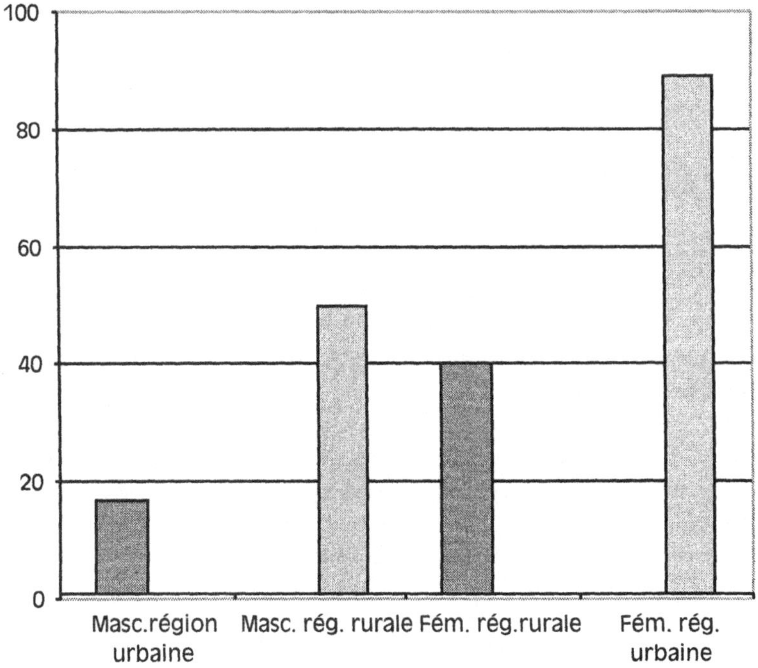

IV.

LES RECHERCHES DU SERVICE DE PSYCHOLOGIE SOCIALE DE L'UNIVERSITE DE MONS.

UN MALAISE DANS UNE GALERIE MARCHANDE DU CENTRE-VILLE [8]

Introduction

Quel que fût l'intérêt présenté par les recherches de I. M. Piliavin et al., Nous pouvions nous demander si la situation n'était pas trop particulière et non représentative, par conséquent, de celles rencontrées ordinairement à New York.

En effet, contrairement à ce qui se passe en règle générale dans la vie réelle, les voyageurs étaient confrontés à une victime qui s'affalait à leurs pieds, mais étaient prisonniers de l'espace clos constitué par le compartiment de métro et ils n'avaient pas la

---

[8] M. Frydman et P. Foucart, 1982

possibilité de réagir par la fuite dans la mesure où aucun arrêt n'était prévu.

Nous pensions que de telles circonstances avaient peut-être été à l'origine d'un biais et celui-ci a pu entraîner une surévaluation de la propension des New-Yorkais à aider l'un de leurs concitoyens dont l'état semblait réclamer une intervention urgente.

Nous avons donc considéré qu'il était opportun de reprendre le problème en nous efforçant d'appréhender le comportement d'aide dans des conditions plus conformes à celles où l'individu a l'habitude d'évoluer, du moins en milieu urbain.

L'expérimentation que nous avons élaborée devait permettre, en principe, de répondre à deux questions. En premier lieu, nous désirions savoir quels comportements allaient êtres adoptés par les habitants d'une ville belge de moyenne importance – Mons en l'occurrence – face à une personne qui s'écroule dans la rue apparemment victime d'un malaise.

En second lieu, nous nous sommes demandé si, dans une situation critique, les individus réagissent comme ils le croient - ou comme ils le prétendent -, ou bien si un écart plus ou moins important sépare les affirmations conscientes de sujets invités à prévoir leur comportement, des conduites effectivement mises en jeu dans la vie quotidienne.

Voilà la perspective qui fut à la base de notre première recherche dans ce domaine. En nous basant sur les données recueillies à l'occasion des travaux antérieurs de nos collègues américains, nous avons formulé les hypothèses de travail et les questions latérales suivantes.

Hypothèses fondamentales

Trois hypothèses ont orienté, de manière déterminante, le choix de notre dispositif expérimental. Elles concernent une situation critique caractérisée par l'effondrement d'un individu sur la voie publique.

1. Dans une situation critique constituée par la chute d'une personne - apparemment victime d'un malaise - dans une rue du centre-ville, les témoins évitent d'intervenir.

2. Les comportements d'adultes réellement confrontés à une situation critique sont sans rapport avec les affirmations conscientes de sujets invités à prévoir leur réaction.

3. Les hommes interviennent plus fréquemment que les femmes.

Questions latérales

Les hypothèses constituent les lignes de force d'une action de recherche et elles s'expriment par des affirmations qui s'appliquent à la relation supposée existant entre deux variables.

L'hypothèse ne doit pas être confondue avec les questions latérales auxquelles les circonstances expérimentales peuvent permettre de répondre, mais le manque d'informations préalables nous empêche de nous prononcer sur le sens de la réponse. Dans la présente recherche, à côté des hypothèses citées ci-dessus, nous avons retenu trois questions latérales.

1. L'appartenance de la victime à un groupe ethnique différent a-t-elle une incidence sur la fréquence des interventions ?

2. Les victimes de sexe féminin sont-elles aidées plus fréquemment ?

3. Les victimes de sexe féminin sont-elles moins fréquemment secourues lorsqu'elles appartiennent à un groupe ethnique différent?

Le dispositif expérimental

Pour tester nos hypothèses, nous avons fait appel à la collaboration d'étudiants universitaires dont plusieurs, après avoir reçu les explications nécessaires et effectué quelques essais en laboratoire, ont assuré, sur le terrain, le rôle de la victime. D'autres ont été chargés d'une série d'observations et du recueil des données.

Nous avons mis au point un plan expérimental relativement simple. À une heure d'affluence, dans une galerie marchande du centre-ville, notre *victime* s'écroulait brusquement et restait étendue sur le sol – le visage du sujet était visible - jusqu'au moment où l'un des passants tentait de lui venir en aide. Nous avons eu recours à trois types de victimes, à savoir un étudiant belge de sexe masculin, une étudiante belge et un étudiant d'origine maghrébine. Tous trois étaient vêtus de la même manière. Ils portaient un blouson ou un chandail et un pantalon.

Le choix d'une galerie couverte et relativement étroite a permis de placer les passants dans des conditions semblables tout en facilitant la collecte des données et l'interview des sujets. Les témoins avaient assisté à la chute et ils avaient forcément aperçu la *victime*, mais les commentaires et les réactions des sujets ont bien confirmé qu'aucun d'entre eux ne s'est rendu compte du caractère simulé de l'incident.

Le recueil des données

Les observateurs placés en O_1 (voir graphique n° 6), tout en donnant l'impression de discuter, étaient chargés de dénombrer les personnes qui pénétraient dans la galerie par l'entrée Nord (observateurs A) en distinguant les sujets masculins et féminins et en relevant leur appartenance ethnique. L'un d'entre eux interrogeait les sujets venant de B (entrée Sud) qui s'étaient abstenus de venir en aide à la victime et il notait les motifs de la non-intervention.

Les mêmes tâches étaient confiées à d'autres observateurs placés en O_2. Enfin, l'un des expérimentateurs se chargeait de rassurer et, ensuite, d'interviewer les sujets qui, avaient tenté de secourir la *victime*.

Résultats

Examinons, à présent, les résultats obtenus en les nuançant, autant que possible, à l'aide des informations provenant des interviews ou fournies par les observateurs.

Notre première hypothèse a été très largement confirmée puisque 90 % des témoins ont réagi par un comportement de fuite et à peine 10 % des sujets ont tenté de secourir la *victime*. Nous n'avons pas enregistré de différence significative au regard de la fréquence des interventions en faveur de l'une ou l'autres des trois *victimes*.

Nous avons obtenu 9,96 % d'aide pour l'étudiant belge et 10,29 % pour l'étudiante. Quant à la fréquence de l'aide dont a bénéficié l'étudiant marocain, il était de 9,86 `% donc fort proche des deux précédents.

Certains des sujets – qui étaient tous observés à leur insu – détournaient la tête pour éviter de devoir regarder l'étudiant étendu sur le sol ; d'autres dépassaient la *victime*, puis se retournaient, parfois à plusieurs reprises, sans doute pour vérifier si l'un des passants était intervenu. Lorsque ce cas se produisait, il arrivait qu'un individu revienne sur ses pas. Ceux qui n'avaient pas secouru la *victime* étaient manifestement gênés à la sortie de la galerie, quand on leur en demandait la raison. Les sujets qui ont accepté de répondre invoquaient, notamment, un manque de temps ; ils avaient un rendez-vous, ils risquaient d'arriver en retard à leur travail, de manquer un train, etc. Nous étions probablement en présence de rationalisations destinées à justifier, à la fois regard d'autrui et à son propre regard, une conduite a priori incompréhensible et inacceptable.

Afin de tester notre deuxième hypothèse, nous avions interviewé deux cents adultes auxquels la situation expérimentée était présentée et nous leur demandions de nous décrire le comportement qu'ils adopteraient dans une telle circonstance. Plus de 93 % des interviewés ont affirmé que, si la *victime*, selon toute vraisemblance, était de nationalité belge, ils interviendraient immédiatement pour la secourir. Ajoutons toutefois que 90 % des personnes interrogées prétendaient, avec force, qu'ils adopteraient le même comportement pour n'importe quelle victime.

Sur le terrain, la réalité est malheureusement fort différente. En effet, neuf individus sur dix n'ont même pas tenté d'apporter une aide indirecte (celle-ci n'a été observée que dans deux cas sur 976). Ils ont réagi par la fuite et cette constatation, qui confirme notre deuxième hypothèse, mais corrobore également les résultats obtenus en laboratoire par les psychologues sociaux américains, a été vérifiée non pas en testant un groupe restreint d'une vingtaine de sujets, mais avec un échantillon important d'un millier d'individus. En outre, nous n'avons pas relevé un accroissement des interventions lorsque les témoins étaient moins nombreux. La constance de nos observations tout au long de l'expérience montre de manière claire que les conclusions de I. M. Piliavin et de ses collaborateurs ne peuvent pas être généralisées à d'autres situations. En milieu ouvert, où les témoins ont la possibilité de s'écarter rapidement du lieu de l'incident, ils n'hésitent pas à opter pour la non-intervention.

Les observations ont permis d'enregistrer des comportements étonnants. Lorsque survenait la chute, certains sujets changeaient d'itinéraire et, après s'être suffisamment écartés du lieu, ils se retournaient pour observer les réactions des autres témoins de l'incident. L'un de ces individus a pratiquement enjambé l'étudiant qui s'était effondré devant lui et a poursuivi sa route sans se retourner. Une femme a tiré son mari par le bras pour l'empêcher d'intervenir. L'intervention d'une jeune fille a été entravée par ses compagnons. D'autres personnes, vraisemblablement des parents, ont interdit à l'un de leurs enfants de s'approcher de la *victime*.

Comment peut-on expliquer la discordance manifeste entre les affirmations des personnes auxquelles nous avons demandé de prévoir les conduites qu'elles adopteraient dans une situation critique et les comportements mis en jeu dans la réalité ?

Nous n'avons pas de raison de suspecter la bonne foi des sujets qui ont probablement fourni une réponse rationnelle en fonction de l'image idéale du moi ou en fonction de la perception qu'ils avaient d'eux-mêmes, alors que les facteurs responsables de la non-intervention sont plus ou moins inconscients. Toutefois, à ce stade, nous ne disposions pas d'une explication satisfaisante et nous pensions donc qu'il était indispensable de poursuivre la recherche.

Graphique n° 6

Représentation schématique du déroulement de l'expérience.

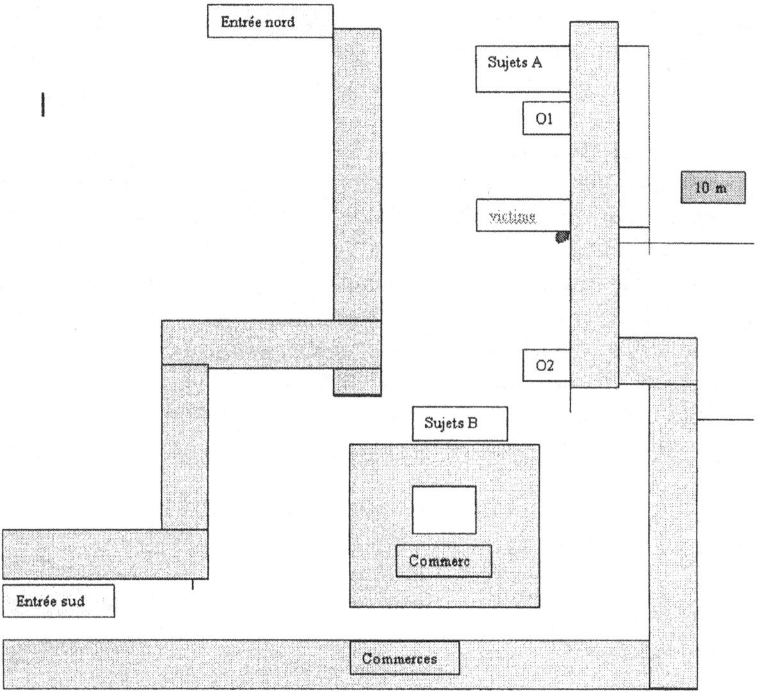

Enfin, notre troisième hypothèse n'a pas été confirmée. Les hommes ne sont pas intervenus plus fréquemment que les femmes. Une exception à cette règle a tout de même été observée : les hommes d'origine maghrébine ont plus souvent secouru une victime de même appartenance ethnique. Par ailleurs, au sein du sous-groupe constitué par les sujets d'origine nord-africaine, les hommes sont intervenus plus fréquemment que les femmes pour une *victime* de sexe féminin (écart était significatif à $p < .01$) [9] et cette constatation apporte une réponse partielle à notre première question latérale. L'interview a permis d'identifier une explication. La chute d'une jeune fille était généralement perçue comme le résultat d'un malaise. Par contre, si la victime était de sexe masculin, la chute était susceptible, pensait-on, de résulter de l'absorption d'alcool ou de l'utilisation d'autres drogues. Or, aider un toxicomane risquait, estimaient-ils, de les confronter à un interrogatoire policier et, en tant qu'étrangers, cette situation leur paraissait pour le moins inconfortable.

Pour l'ensemble de l'échantillon, cependant, l'appartenance ethnique, comme le sexe de la victime, n'ont pas eu d'incidence sur la fréquence du comportement d'aide. En effet, les différences de fréquences entre les interventions relevées pour les trois types de victimes (l'étudiant belge de sexe masculin, l'étudiant marocain et l'étudiante de nationalité belge) étaient faibles et non significatives. L'observation des réactions des intervenants qui se sont précipités pour secourir immédiatement la victime sans avoir pris le temps de l'examiner ou de réfléchir, nous incite effectivement à considérer qu'il s'agissait bien d'un comportement en tous points spontané.

Quoi qu'il en soit, aux trois questions latérales, nous avons dû répondre par la négative.

Conclusions

Cette première recherche nous a permis de confirmer à la fois les résultats obtenus par les psychologues sociaux américains à l'occasion d'expérimentations de laboratoire et les nombreuses observations de la vie quotidienne relatives à la non-assistance à personne en danger.

---

[9] Seuil de signification : degré de confiance que l'on peut accorder à une donnée statistique. Dire qu'une différence est significative au seuil de probabilité de .01 signifie que ce résultat n'a qu'une chance sur 100 d'être dû au hasard, ou 99 chances sur 100 de résulter de la variable indépendante.

Compte tenu de l'importance de notre échantillon et de la fréquence à laquelle les conduites adoptées par les individus ont été relevées, nous pouvions conclure que, dans nos sociétés évoluées, un individu victime d'un malaise et immobilisé sur le sol, ne peut pas trop compter sur des citoyens inconnus. Ceux-ci tendent généralement à fuir le lieu de l'incident et à ignorer le problème.

Si un comportement d'aide aussi élémentaire et aussi spécifique de la solidarité humaine n'est pas mis en jeu, ne devions-nous pas nous attendre à découvrir un même état de carence dans les circonstances les plus diverses et souvent beaucoup plus complexes de la vie sociale ?

Nous estimions cependant que de nouvelles expérimentations étaient indispensables avant de généraliser nos conclusions à d'autres situations.

V.

LE COMPORTEMENT D'AIDE A L'ISSUE DE L'OFFICE RELIGIEUX (10)

Présentation de la recherche

Les raisons avancées par les sujets de notre première expérimentation pour justifier la non-intervention, *nous apparaissaient donc comme des rationalisations* destinées à justifier, à la fois au regard d'autrui et à leur propre regard, une conduite inévitablement perçue comme inacceptable au sein d'une société évoluée.

Afin de vérifier cette nouvelle hypothèse, nous avons répété l'expérience l'année suivante, mais dans des conditions qui devaient empêcher pareille rationalisation. Nous avons décidé d'étudier le comportement d'aide, non plus dans un endroit quelconque du centre-ville, mais à la sortie de l'église, à l'issue du service religieux du dimanche matin. Dans une telle situation, les paroissiens avaient la possibilité de secourir, comme dans la recherche précédente, une

---

[10] M. Frydman et Y. Leulier, 1986

victime étendue sur le sol – ou de s'abstenir de le faire - , mais, cette fois, l'incident se produisait à un moment où les individus n'étaient pas particulièrement pressés.

Le test a été réalisé successivement en milieu urbain et en zone rurale ou semi-rurale.

Nous avons repris l'hypothèse principale de l'étude précédente à laquelle nous avons ajouté une nouvelle hypothèse :

1. À la sortie de l'office religieux, les fidèles, confrontés à la chute d'une personne apparemment victime d'un malaise, évitent d'intervenir.

2. Le comportement d'aide en situation critique est plus fréquent en milieu rural.

Pour vérifier nos hypothèses, nous avons constitué un échantillon qui, au total, comportait 871 sujets. Environ cinq cents de ceux-ci furent testés en milieu urbain et, pour la moitié d'entre eux, la victime était de sexe féminin. Environ 370 sujets ont été testés en milieu rural et confrontés à une victime de sexe masculin ou féminin.

Le rôle de la victime a été assuré par huit étudiants différents – toujours vêtus de manière identique et neutre – qui avaient eu l'occasion de se préparer à la tâche.

Résultats

Pour l'ensemble de l'échantillon, toutes situations confondues, le comportement d'aide a été relevé chez 25 % des sujets, tandis que le comportement de fuite ou d'abstention a été adopté par 75 % des témoins.

Si la victime a été secourue plus fréquemment que dans la première expérience, les résultats d'ensemble restent très décevants puisque, immédiatement après avoir entendu la *bonne parole du prêtre*, seul un témoin sur quatre a choisi d'intervenir. Il n'est cependant pas sans intérêt de présenter les résultats de manière plus nuancée en fonction des quatre situations étudiées. En effet, la fréquence du comportement d'aide varie selon le sexe de la victime et selon le type de localité, urbaine ou rurale (voir graphique n° 7).

Nous découvrons alors que, si l'incident se produisait en milieu urbain et si la victime était de sexe masculin, elle a été aidée dans 11 % des cas seulement !

Sans doute, l'aide était-elle assurée plus fréquemment en milieu rural, mais était-ce en fonction d'une plus grande empathie ou, tout simplement, parce que l'événement s'étant produit fréquemment en présence de personnes connues, l'image que l'on donnait de soi-même risquait d'avoir bien plus d'importance ? Dans ce cas, nous devrions admettre, qu'en milieu rural, l'intervention était la solution la moins coûteuse.

Enfin, les victimes de sexe féminin ont été aidées plus souvent, tant en milieu urbain qu'en milieu rural et ce résultat avait déjà été enregistré dans d'autres recherches (F. Fedler, 1984 ; A. Colazzi et al.., 1984).

Les commentaires des témoins permettaient de supposer que l'incident paraissait plus sérieux et peut-être plus angoissant pour l'intervenant lorsque la victime était de sexe masculin. Dans cette éventualité, l'intervention devait comporter un risque accru et dont le coût paraissait plus élevé. Par contre, la victime de sexe féminin offrait l'image d'un être dépendant, fragile et, de toute manière, inoffensif.

Quoi qu'il en soit, si à ce stade, nous en sommes encore réduits à des explications hypothétiques, cette deuxième expérimentation a confirmé, une fois de plus, qu'en situation critique, les témoins, dans leur grande majorité, réagissent par la fuite ou l'abstention.

Graphique n° 7

Comportement d'aide en fonction du sexe
(milieu rural et milieu urbain)

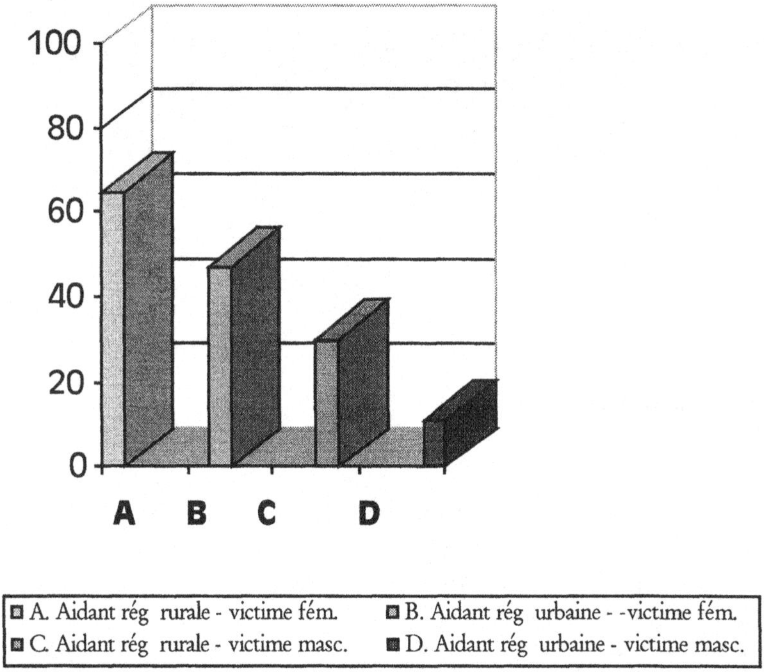

VI.

LE COMPORTEMENT D'AIDE DES USAGERS DE LA ROUTE [11]

Introduction

Diverses expérimentations successives, mises au point lors de la préparation d'un mémoire de licence en sciences psycho-pédagogiques – et entreprises sur la route, sous la supervision de la Gendarmerie Nationale dont nous avions obtenu le concours -, ont permis de tester le comportement des automobilistes confrontés à une série de situations critiques dans lesquelles une aide extérieure urgente paraissait indispensable.

Nous avions de bonnes raisons de supposer que les comportements observés dans les recherches antérieures avaient toutes les chances de se répéter lorsque les individus sont des usagers

[11] M. Frydman et L. Vaniekaut, 1986

de la route. Dans une telle occurrence, en effet, compte tenu de la densité du trafic, la diffusion de la responsabilité doit être favorisée. De plus, comme les témoins circulaient dans leur voiture au moment où ils apercevaient la victime, si la décision de la secourir n'était pas prise instantanément, ils se trouvaient en très peu de temps bien au-delà du lieu de l'incident et le comportement de fuite, dès lors, devenait encore plus probable.

Hypothèses de travail

1. Confrontés à une panne de voiture, les usagers de la route évitent d'intervenir.
2. Dans une situation d'urgence consécutive à un accident de bicyclette, les usagers tendent à adopter un comportement de fuite.
3. La fréquence du comportement d'aide des automobilistes s'accroît lorsque la situation d'urgence est dépourvue de toute ambiguïté.

Questions latérales

1. L'aide est-elle apportée plus fréquemment à une victime de sexe féminin ?
2. Les réactions d'aide diffèrent-elles en fonction du sexe des conducteurs ?

Selon notre hypothèse, les usagers de la route, du moins dans leur grande majorité, ne s'arrêtent pas et n'interviennent pas pour venir en aide à un individu en détresse. L'hypothèse méritait néanmoins d'être vérifiée dans une série de situations qui pouvaient varier en fonction de leur degré d'ambiguïté et des risques auxquels la victime était apparemment susceptible de s'exposer.

La panne de voiture

La panne de voiture est sans doute la situation la plus banale, mais aussi la plus ambiguë. Elle ne présente généralement pas un danger réel pour l'intégrité physique de la victime, bien que ses conséquences puissent se révéler plus ou moins sérieuses en fonction des conditions extérieures ou environnementales et de l'éloignement éventuel par rapport aux postes de secours. Leur appréciation est cependant laissée aux usagers.

Nous avons testé trois conditions différant par leur niveau d'ambiguïté. Dans la *première*, la voiture était arrêtée sur le bord de la route, tandis que le triangle annonçant la panne avait été placé à distance réglementaire et les quatre clignotants soulignant la situation de détresse étaient allumés. Le conducteur avait ouvert le capot et il regardait le moteur ou simulait une crevaison. Dans la *deuxième*, le conducteur simulait la panne d'essence et, dans la *troisième*, en plus des feux de détresse et du triangle, la victime sollicitait l'aide des usagers en utilisant le *stop*.

Ceux qui assuraient le rôle de la victime, de sexe masculin ou de sexe féminin, étaient toujours vêtus de manière identique.

L'expérience a été réalisée en semaine et à des moments variables de la journée afin de toucher une population aussi diversifiée que possible.

L'échantillon testé, lors de cette première expérience, a comporté 991 véhicules dont 827 voitures, 147 camions, 16 motocyclettes et un tracteur.

Une petite aire de stationnement permettait à l'expérience de se dérouler sans risque et facilitait l'interview des intervenants éventuels.

Résultats

Parmi les 991 conducteurs qui furent, à leur insu, les sujets de nos observations, 18 ont tenté de porter secours à la victime, soit 1,82% !

La première condition a suscité quelques arrêts qui se sont toutefois concrétisés par une aide quelconque. Des interventions ont été relevées dans les conditions 2 et 3 – où elles furent plus nombreuses -, mais en restant inférieures à 4% !

Les simulations d'accident (bicyclette ou vélomoteur)

Si, en modifiant la position de la victime, allongée sur le sol à côté de son véhicule renversé, nous avons accru, dans l'un ou l'autre cas, le niveau d'ambiguïté de ces situations, aucune de celles-ci ne permettait à l'automobiliste de passage de douter de la réalité de l'accident dont nous avions assuré une visibilité largement suffisante.

Trois étudiants universitaires, de sexe masculin ou féminin, ont participé à l'expérience en assurant le rôle de la victime. Par ailleurs, plusieurs milliers d'automobilistes ont été les sujets de ces recherches dont le nombre, dans chaque condition étudiée, n'était normalement pas inférieur à plusieurs centaines.

Par la suite, grâce à une série d'autres expérimentations, nous avons testé le comportement des usagers de la route mis en présence d'un accident de bicyclette ou de vélomoteur.

Sans entrer dans les détails, nous pouvons relever que les résultats obtenus ne diffèrent pas sensiblement de ceux qui furent enregistrés lors des investigations antérieures. D'une manière générale, les diverses situations testées ont donné lieu à un pourcentage d'interventions oscillant entre zéro % et 14% avec une moyenne inférieure à 10%. L'accident du vélomoteur n'a entraîné que 2,60% de tentatives d'aide, mais 1,42% seulement lorsque la position de la victime était plus ambiguë.

Retenons que, si le pourcentage d'interventions augmentait légèrement lorsque l'ambiguïté diminuait, l'écart entre les deux situations n'était toutefois pas significatif. Nous devons donc conclure que l'ambiguïté, dans ce cas, n'a pas eu d'incidence sur la fréquence des interventions.

Dans l'une de nos expériences, une voiture de la gendarmerie était placée, à dessein, au-delà de l'endroit où l'incident s'était produit. Elle devait favoriser l'aide indirecte chez les individus qui auraient éprouvé quelque appréhension vis-à-vis de l'intervention directe perçue, parfois, comme non dénuée de risques. Dans cette occurrence, la position de la victime aurait dû inciter les témoins à s'arrêter afin de la secourir immédiatement. S'il y eut tout de même 4% de tentatives d'aide directe, à peine 0,6% des conducteurs qui avaient poursuivi leur route, ont signalé l'accident aux gendarmes ! La possibilité de recourir à une aide indirecte en évitant, par conséquent, tout risque n'a donc pas empêché les usagers de commettre le délit de non-assistance à personne en danger.

Conclusions

Notre première hypothèse est incontestablement confirmée. Les usagers n'aident pas plus fréquemment la victime d'une panne de voiture que celles auxquelles ils pourraient être confrontés dans des circonstances plus banales de la vie quotidienne. Dans la plupart de nos expérimentations, nous avons même obtenu un pourcentage d'interventions inférieur à celui observé au cours de nos investigations précédentes et cette constatation peut s'expliquer par la possibilité de s'écarter aisément et rapidement de la situation et, en principe, sans éveiller l'attention. L'automobiliste se comportait comme s'il n'avait pas remarqué l'incident, alors que l'endroit avait précisément été choisi de manière à le rendre flagrant.

A certains moments, des motocyclistes ont même ralenti à hauteur de la victime, mais, après avoir hésité, semble-t-il, ils ont préféré poursuivre leur route et aucun d'entre eux n'a prévenu les services d'urgence.

Le résultat le plus étonnant est assurément constitué par la rareté des usagers ayant signalé l'accident du cycliste aux gendarmes qui se trouvaient pourtant sur leur itinéraire à quelques centaines de mètres seulement ...

Nous préciserons encore que les intervenants étaient tous de sexe masculin, que les victimes de sexe féminin étaient aidées plus rapidement et, contrairement à l'hypothèse formulée qui n'a donc pas été confirmée, la position non-ambiguë de la victime n'a pas entraîné un accroissement significatif des interventions.

VII.

LE COMPORTEMENT D'AIDE EN FAVEUR D'UN HANDICAPE (12)

Première expérimentation : l'aide sollicitée par un étudiant universitaire malade ou handicapé

Au cours d'une recherche ultérieure, nous nous sommes intéressés à l'expression de la solidarité au sein d'une promotion d'étudiants de première candidature universitaire.

Nous avons testé le comportement d'aide au sein de trois échantillons d'étudiants confrontés à l'absence, pour maladie, de l'un des membres du groupe. Nous nous sommes intéressés à l'intervention spontanée suscitée à la suite d'un appel dénué de toute ambiguïté. La question qui se posait était de savoir si, dans une telle population, les individus sont disposés à aider un autre étudiant avec lequel ils n'avaient pas établi de relation antérieurement.

À ce stade de leurs études, les étudiants ne se connaissent pas encore. Un appel à l'aide dont on n'arrivait pas à identifier l'auteur paraissait donc tout à fait vraisemblable.

---

[12] M. Frydman et M Bruynnckx

Trois promotions différentes d'étudiants - médecine, psychologie ou pédagogie, interprétariat - ont servi de sujets aux trois expérimentations successives qui furent réalisées. Dans chacune, une étudiante réclamait de l'aide par l'intermédiaire d'un message bien visible noté au tableau avant le début du cours.

Dans le premier cas, la demande concernait l'explication de notions mal comprises à la suite d'une absence prolongée pour maladie. Dans les deux autres cas, l'aide était apparemment sollicitée par un handicapé sensoriel. Nous avons proposé, en premier lieu, la situation du malvoyant qui souhaitait l'enregistrement de notes de cours sur cassette et, en second lieu, celle du malentendant qui demandait des informations permettant de compléter des notes de cours forcément lacunaires.

Hypothèses de travail

Nous avons formulé les hypothèses de travail suivantes :

1. Les étudiants universitaires n'interviennent pas spontanément pour aider un camarade de promotion handicapé ;

2. en milieu universitaire, l'aide spontanée apportée à un étudiant handicapé confronté à une situation critique n'est pas plus fréquente que dans la population générale.

Résultats et discussion

Les trois expériences, auxquelles prirent part 429 sujets, ont permis d'enregistrer des réactions pratiquement identiques. Alors que, dans les trois auditoires, nous avons appréhendé des commentaires attestant la perception claire du message, le taux des interventions a oscillé, selon les cas, entre zéro et 3,6% pour être inférieur, en moyenne, à 0,5% (voir tableau n ° 4).

Nos hypothèses ont été largement confirmées. Les étudiants universitaires n'interviennent pas pour aider un compagnon malade ou handicapé s'ils ne le connaissent pas personnellement.

Nous pouvons considérer que, dans la situation testée, si l'auteur du message n'est pas un étudiant connu avec lequel des relations interpersonnelles ont déjà été établies, la probabilité d'adoption du comportement d'aide est à peu près nulle.

Tableau n° 4

Échantillons	Étudiant malade	Étudiant malvoyant	Étudiant malentendant
Étudiants psycho-pédagogie	58 présents 3,6% d'interventions		
Étudiants interprétariat		237 présents 0% d'interventions	
Étudiants en sciences naturelles et médecine			138 présents 0% d'interventions

Objet de la seconde expérimentation : un handicapé sollicite un appel téléphonique

Nous nous proposions également d'étudier le comportement d'individus interpellés en rue par un handicapé incapable de téléphoner et qui sollicitait, à cette fin, l'intervention des passants.

Trois types de handicaps furent testés : la surdité, la cécité et une blessure qui empêchait l'usage des mains (la *victime* avait alors les deux mains bandées)[13].

Hypothèses à tester

1. Un individu aveugle portant une canne blanche est plus fréquemment aidé qu'un individu sourd ou blessé aux mains lorsqu'il sollicite de l'aide pour téléphoner

2. l'aide est moins importante au sein d'un grand centre urbain que dans une ville de province de moyenne importance.

3. les hommes interviennent plus fréquemment que les femmes.

Nous avons observé et enregistré les réactions de deux échantillons occasionnels comportant chacun trois cents sujets et constitués par les personnes qui ont emprunté, à une heure

---

[13] A l'occasion d'une recherche universitaire, il est classique, pour des raisons de commodité notamment, d'offrir la possibilité de participer à une expérimentation à des étudiants volontaires. Dans la présente étude, ce sont des étudiants qui ont assuré le rôle des *handicapés*. Aucun d'entre eux, cependant, n'a accepté de simuler la cécité et nous avons dû nous résoudre à faire appel à un véritable aveugle.

d'affluence, une rue du centre d'une ville de moyenne importance (Mons) et, d'autre part, l'une des principales avenues de Bruxelles.

L'étudiant qui assurait le rôle de la *victime* se trouvait à proximité d'une cabine téléphonique et il interpellait un passant en lui demandant de l'aider à téléphoner. Dans le cas du malentendant, il tendait un petit carnet sur lequel était noté le message suivant :

> *Je suis sourd, téléphonez pour moi à tel numéro et demandez qu'on vienne me chercher à tel endroit.*

Nous avons confronté la fréquence des interventions dans deux situations différentes. Dans la première, la demande était associée à la présentation d'une pièce de monnaie ou d'une télécarte. Dans la seconde, la *victime* laissait supposer qu'elle n'avait pas de monnaie.

Résultats

L'aide apportée était nettement plus fréquente dans le cas de la cécité (l'écart est significatif à $p < .001$, à la fois par rapport à la *surdité* et par rapport à la situation *mains bandées*), et tant lorsque le sujet disposait ou ne disposait pas d'argent, ou lorsque la scène se déroulait à Bruxelles ou dans une ville de province (voir tableau n° 2).

Ces résultats tendent à confirmer le point de vue avancé par P. Henri (1958) suivant lequel le voyant s'identifie à l'aveugle et se laisse envahir par les conséquences de la cécité. Si, dans un premier temps, le passant avait dépassé la victime en évitant de l'aider, il n'hésitait pas à revenir sur ses pas afin de porter secours à l'aveugle. Dans ce cas, le coût associé à l'abstention était sans doute plus élevé à la suite du sentiment de culpabilité engendré.

Tableau n°5

Interventions à Mons et à Bruxelles selon les handicaps (en %)

	MONS		BRUXELLES	
	Hommes	Femmes	Hommes	Femmes
Sourd (avec argent)	58,45	66,65	51,85	26,08
Sourd (sans argent)	43,59	27,24	30,43	25,92
Aveugle (avec argent)	70,83	76,92	73,07	45,83
Aveugle (sans argent)	76,00	66,66	50,00	54,16
Handicapé (avec argent)	87,50	73,07	72,72	50,00
Handicapé (sans argent)	30,40	22,20	26,09	14,81

Pour les diverses conditions étudiées, les interventions furent plus nombreuses à Mons que dans la capitale et les résultats obtenus antérieurement par P. Amato (1983) ont donc été confirmés. Les habitants des grands centres urbains tendent sans doute moins fréquemment à aider un individu confronté à une situation critique que ceux des plus petites villes. L'auteur cité a observé un déclin du comportement d'aide à partir de 20.000 habitants.

Graphique n°8

Plan de la situation dans laquelle était sollicité l'appel téléphonique

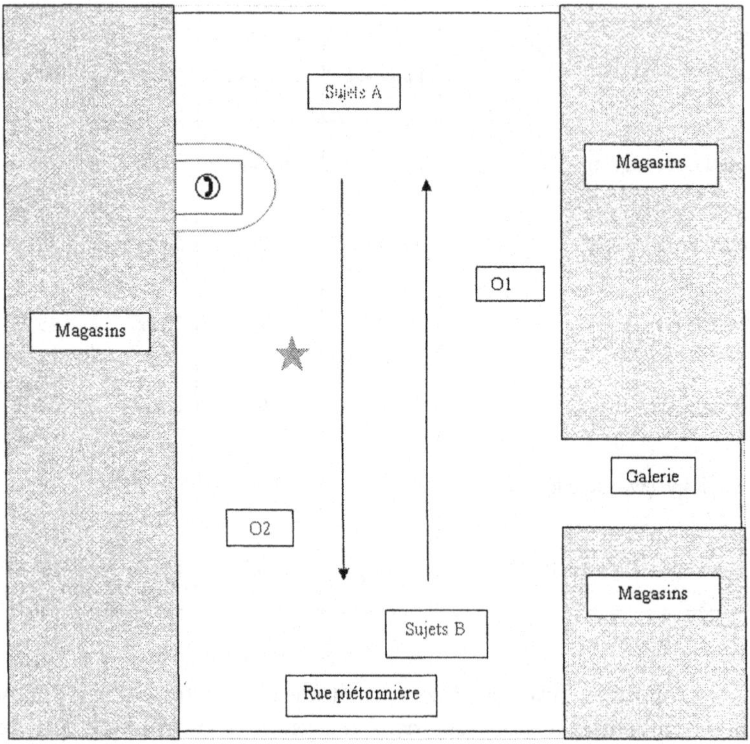

Dans l'ensemble cependant, compte tenu du coût infime impliqué par l'intervention - elle se résumait à une interruption de l'activité en cours qui ne devait pas dépasser deux ou trois minutes –, le comportement d'aide mis en jeu n'était tout de même pas la réaction habituelle, en particulier lorsque l'individu handicapé n'offrait pas la pièce nécessitée par l'appel téléphonique.

Conclusions

La question que nous nous posions était de savoir si l'indifférence au moins apparente manifestée par les témoins d'une situation d'urgence dans les nombreux cas déjà étudiés allait faire place à d'autres réactions, au sein d'un groupe d'étudiants universitaires, lorsque la victime était un handicapé.

Nous ne disposions d'aucune donnée permettant de le penser et, en formulant nos hypothèses, forcément fondées sur les résultats antérieurs, nous avancions que les étudiants handicapés ne bénéficient pas d'une aide plus fréquente, de la part de leurs compagnons de promotion, par rapport à celles accordées à des sujets non-handicapés.

Au cours de notre première expérimentation, les résultats ont toutefois largement dépassé nos prévisions les plus pessimistes. Nous fûmes littéralement sidérés par l'indifférence, par le manque d'empathie et par l'absence à peu près totale d'intérêt ou d'aide proposée par des étudiants universitaires en faveur de compagnons handicapés et particulièrement démunis.

Sans doute, les résultats de notre seconde expérimentation paraissent-ils refléter, de prime abord du moins, une tendance plus nette à aider une victime apparemment handicapée.

Nous pensons cependant que, dans la mesure où le coût de l'aide était dérisoire, un taux moyen d'interventions de 31 % en province et de 24 % à Bruxelles, relevées pour le sourd et le blessé aux mains, dans la condition *sans argent* reste très faible.

Par ailleurs, à l'analyse, cette situation ne nous semblait pas représentative de celles auxquelles nous désirions confronter les témoins. Elle n'était pas nécessairement perçue comme critique, car la *victime*, de toute évidence, n'était pas en danger et l'urgence n'apparaissait pas non plus de manière flagrante.

VIII.

LE COMPORTEMENT D'AIDE A L'EGARD D'UN BEBE (14)

Introduction

Dans le contexte de deux expérimentations entreprises avec Brigitte Couvreur (1989), nous nous sommes demandé si le comportement de fuite ou d'abstention, habituellement adopté par les témoins lorsqu'un adulte est confronté à une situation critique, avait des chances de se reproduire dans le cas où la victime serait un enfant, voire un bébé. Dans cette occurrence, en effet, tout risque disparaît et le coût est évidemment très réduit, d'autant plus que l'aide apportée est, alors, le plus souvent indirecte.

---

[14] M. Frydman et B. Couvreur

Toutefois, compte tenu de la fréquence de la non-intervention - observée à la fois dans la réalité de la vie quotidienne et à l'occasion de la majorité des recherches antérieures -, mais aussi, d'autre part, du manque de préparation du citoyen et du caractère inconscient des facteurs qui entravent le comportement d'aide, nous avions des raisons de craindre la répétition de la réaction de fuite même lorsque la victime est un enfant.

Voilà le contexte dans lequel nous avons formulé les hypothèses de travail suivantes.

Hypothèses fondamentales

1. Face à un bébé placé dans une situation de détresse, les adultes – dans leur grande majorité - fuient leurs responsabilités et évitent d'intervenir.

2. Un bébé en situation de détresse est plus souvent secouru par des témoins de sexe féminin.

Questions latérales

1. Les témoins isolés interviennent-ils plus fréquemment que les témoins accompagnés par une ou plusieurs autres personnes ?

2. Les femmes interviennent-elles plus fréquemment que les hommes ?

Dispositif expérimental

Afin de vérifier nos hypothèses, nous avons mis au point un dispositif extrêmement simple.

Dans un premier temps, nous avons enregistré des pleurs de bébé et, ensuite, nous les avons reproduits en boucle sur une bande magnétique. Un enregistreur dissimulé dans un landau fut placé sur la banquette arrière d'une voiture de petite cylindrée. Celle-ci était garée sur l'une des aires de stationnement d'un supermarché de zone urbaine. L'expérience s'est étalée tout au long des mois de mai et de juin. Les observations avaient lieu tous les jours de la semaine, **par temps chaud et ensoleillé** et s'effectuaient à des heures différentes afin de tester des groupes de consommateurs aussi diversifiés que possible. Les pleurs du bébé étaient clairement perçus par les personnes qui circulaient à proximité du véhicule. Nous avons, bien entendu, disposé le landau de manière à empêcher les témoins d'en vérifier le contenu. Le capot était fermé, le rabat relevé et nous avons laissé le pare-soleil du haillon arrière. L'intervenant avait tout au plus la possibilité d'identifier, dans le coin supérieur de la taie, une tétine et un petit animal en peluche. À côté du landau, une corbeille en osier contenait un biberon, un bavoir et un lange.

La perception des pleurs ne pouvait être interprétée que d'une seule manière. Ils devaient signifier que l'enfant se trouvait dans un état de souffrance, voire de danger en fonction de la température extérieure. La voiture n'était pas éloignée de l'entrée du magasin de plus de quarante à cinquante mètres.

La démarche normalement attendue consistait évidemment à **se présenter à l'accueil de la grande surface** afin de **prévenir la mère le plus rapidement possible par un appel à l'aide du microphone**.

Le coût de l'intervention était peu élevé et le témoin avait même la possibilité, s'il le désirait, de garder l'anonymat. Ajoutons que le magasin avait été sélectionné selon plusieurs critères en fonction desquels nous pouvions approprier les lieux à la réussite de l'expérience. Grâce à une investigation préalable effectuée sur le terrain, nous avons pu éviter certains biais qui étaient susceptibles de fausser nos observations. Nous avons tenu compte, entre autres, de l'ambiance sonore environnante, de la distance qui séparait les routes extérieures du supermarché, du revêtement des sols des parkings (seul le tarmac lisse permettait d'entendre les pleurs tout en poussant un caddy), et la présence d'un bureau d'accueil bien visible et ouvert en permanence. Enfin, grâce au standing moyen du magasin sélectionné, nous y avons rencontré l'éventail le plus large possible de la population locale.

Constitution de l'échantillon et recueil des données

Les clients du supermarché se transformaient en sujets dès qu'ils pénétraient dans l'espace délimité, lors des observations pré-expérimentales, par la perception des pleurs.

L'un des expérimentateurs se chargeait de les dénombrer en tenant compte du sexe et en les insérant dans l'une des deux catégories constituées, à savoir celle des isolés et celle des individus accompagnés par un ou plusieurs membres de la famille par exemple, et qui se présentaient donc en groupe restreint.

L'échantillon total a comporté 559 adultes, dont 55 % de femmes, et 62 enfants ou adolescents. Le comportement de ces individus a été enregistré et même filmé à l'aide d'une caméra dissimulée. D'autres membres de l'équipe expérimentale étaient chargés d'interviewer les consommateurs lorsque la phase critique était dépassée et la réaction de l'individu - tentative d'aide ou abstention - connue.

Résultats

L'évaluation du comportement d'aide au sein de cet échantillon n'a cependant concerné qu'un sous-groupe. Nous avons décidé, en effet, de ne pas tenir compte des cas pour lesquels une certaine ambiguïté au niveau de la conduite adoptée ne pouvait être levée avec une totale certitude. Nous avons donc évité de conclure au comportement de fuite chez ceux dont aucune réaction n'a été constatée au moment où ils passaient à côté de la voiture ayant servi à l'expérience. Chez les consommateurs retenus en tant que sujets, nous avons observé au moins un mouvement latéral de la tête en direction des pleurs.

Parmi les 293 sujets testés, nous avons noté un comportement d'aide à 35 reprises, c'est-à-dire dans 11,9 % des cas. La fréquence des interventions, déjà pas très élevée, correspond très certainement à une surévaluation de la réalité, car les 154 individus chez lesquels nous n'avons pas remarqué la moindre réaction en rapport avec la situation, n'étaient assurément pas tous des malentendants. Certaines de ces personnes ont dû entendre les pleurs sans leur accorder la moindre importance.

Quoi qu'il en soit, notre première hypothèse a donc bien été confirmée et les résultats tendent à montrer que le comportement d'abstention ou de fuite à l'égard d'une victime inconnue n'est pas plus inhabituel lorsque celle-ci est un bébé.

Les conditions de testing auxquelles les sujets ont été confrontés étaient pourtant dépourvues d'ambiguïté compte tenu de la température ambiante relativement élevée et des pleurs assurément entendus par les individus retenus en tant que sujets. Tous avaient réagi en passant à proximité du véhicule contenant le landau et l'enregistreur. Certains ont d'ailleurs tenté d'ouvrir la portière. Les commentaires des personnes qui avaient adopté un comportement d'aide ont confirmé cette interprétation en justifiant l'intervention par le caractère d'urgence de la situation. La plupart d'entre eux étaient des parents qui semblaient bien percevoir l'événement de manière empathique. Il n'est pas sans intérêt de noter que les femmes sont intervenues deux fois plus souvent que les hommes tout au moins dans la première expérience.

Les raisons invoquées dans le contexte de la non-intervention étaient évidemment d'une autre nature. *Le manque de temps* ou *la banalisation de la situation* – peut-on affirmer que dans une situation banale de la vie quotidienne l'aide soit inutile ? – apparaissaient, une fois de plus, comme des rationalisations. Leur incohérence explique sans doute un taux d'interventions trois fois plus important lorsque le témoin faisait partie d'un groupe aux yeux duquel la *diffusion de responsabilité* était plus malaisée à assumer.

Par ailleurs, précisions que, parmi les 170 situations affrontées par des clients isolés, le comportement d'aide a été adopté dans 6,4% des cas. Dans les 123 situations abordées par des groupes restreints, 24 ont donné lieu à une tentative d'intervention (19,5 %).

Notre deuxième hypothèse a également été confirmée, car, dans les situations vécues par des sujets féminins, l'intervention fut au moins deux fois plus fréquente chez les femmes et l'écart est significatif à $p < .04$. Lorsque le groupe était mixte, c'est la femme qui, dans 12 cas sur 16, s'est déplacée à l'accueil pour signaler la situation du bébé en état de détresse.

Quelles informations pouvons-nous retirer à la suite de l'interview des sujets ? Chez les intervenants, dont l'état émotionnel était très variable, l'aide apparaissait comme un comportement normal et spontané qui se situait dans le registre de l'urgence.

Chez ceux qui s'étaient abstenus, souvent après avoir tenté d'ouvrir la portière avant de s'écarter rapidement de l'endroit, une rationalisation était fréquemment avancée accompagnée d'une affirmation du type *j'étais pressée* ... ou encore *un bébé qui pleure, c'est normal* ...

IX.

LE COMPORTEMENT D'AIDE A L'EGARD D'UN ENFANT (15)

Présentation de l'expérience

Au cours de cette seconde expérimentation centrée sur l'enfant, nous avons repris une situation imaginée antérieurement par L. G. Wispe et J. B. Freshley (1971) que nous avons quelque peu modifiée.

Un enfant de onze ans (garçon ou fille) marchait au centre de la ville en portant un sac en plastique rempli de provisions. À un moment bien déterminé, l'enfant y introduisait la main et le plastique, préalablement découpé, se rompait, tandis que les provisions s'étalaient sur le sol. L'enfant s'accroupissait, se frottait la cheville et simulait une douleur tout en gardant les yeux baissés et fixés sur son pied. Il n'adressait aucune requête aux passants, mais se trouvait, de toute évidence, dans un état de désarroi. Si, au bout de deux minutes,

[15] M. Frydman et B. Couvreur

il n'avait pas été secouru dans une rue piétonnière très commerçante où déambulaient de très nombreuses personnes, un membre de l'équipe s'en chargeait et l'expérience était interrompue.

Lors du recueil des données, nous avons distingué les comportements adoptés par des personnes isolées de ceux mis en jeu par des individus qui circulaient accompagnés et, d'autre part, les réactions des hommes et celles des femmes.

Les hypothèses à tester étaient identiques à celles de l'expérience précédente.

Quatre cent soixante-douze sujets ont été les témoins de cette situation dans laquelle ils étaient observés à leur insu et où nous avons enregistré 4% d'interventions destinées à venir en aide à la *victime*.

Entre les comportements des sujets isolés et ceux mis en jeu par les sujets accompagnés, l'écart n'était pas significatif. Nous ne pouvons donc pas affirmer que l'une de ces conditions a favorisé ou entravé le comportement d'aide. Par ailleurs, nous n'avons pas confirmé l'hypothèse relative à l'intervention plus fréquente des femmes. Par contre, si les enfants ont été rarement secourus par un adulte, les filles furent tout de même aidées deux fois plus souvent que les garçons.

Conclusions

Les deux expérimentations à l'occasion desquelles nous avons identifié les réactions d'adultes en faveur d'un bébé ou d'un enfant plus âgé, ont permis de découvrir que l'âge de la victime n'est pas un facteur déterminant pour entraîner, chez les témoins d'une situation d'urgence, la décision de la secourir.

Pourtant, le bébé n'est-il pas, par excellence, un être particulièrement fragile ? Tout incident, par conséquent, à défaut de l'intervention rapide de l'adulte, risque donc d'avoir des conséquences graves, voire dramatiques.

Par une journée de forte chaleur, un bébé était apparemment abandonné dans une voiture dont les fenêtres étaient fermées et il pleurait. Or, **cette condition comme celle élaborée au cours de la seconde recherche, également effectuée en milieu ouvert, n'ont pas incité les passants à intervenir !** Le comportement de fuite était, ici une fois de plus, la réaction habituelle de la plupart des sujets testés.

Précisons encore que, dans cette seconde expérience, la victime de sexe féminin était plus fréquemment aidée, et que les femmes accordaient plus d'attention à la petite victime et adoptaient un comportement plus adapté aux besoins de l'enfant.

L'argument utilisé pour justifier la non-intervention se rapportait généralement à l'absence de gravité de l'événement. Certains témoins ont déclaré: *un bébé qui pleure, c'est normal* ou *un bébé qui pleure, ce n'est pas grave* ou tout simplement *j'étais pressée.* Nous étions, très probablement en présence, comme pour la victime adulte, de rationalisations.

Nous devions donc poursuivre nos recherches afin d'arriver, autant que possible, à comprendre l'évitement d'un comportement que nous devrions normalement attendre de la part de tout être humain adulte normal.

X.

LE COMPORTEMENT D'AIDE CHEZ L'ENFANT [16]

Introduction

Nos premières expérimentations, si elles ont largement confirmé, sur le terrain, les résultats obtenus par nos collègues américains en laboratoire, n'ont cependant pas permis de progresser, de manière significative, au regard des explications avancées. Nous avons découvert que la *non-intervention* est bien la règle à laquelle se conforme la majorité des individus. On reste tout de même stupéfait devant la généralité du phénomène qui, à des degrés différents, sans doute, selon les caractéristiques de la situation – la présence d'autres témoins et leur nombre, l'apparence ou le sexe de la *victime*, la possibilité de s'écarter facilement du lieu de l'incident, etc. -, apparaît tout de même de façon constante

---

[16] Marcel Frydman et J.-P. Tumelaire

Mais pourquoi adopte-t-on de telles conduites ? Nous n'étions toujours pas arrivés à une compréhension suffisante du comportement de fuite et les recherches entreprises, si intéressantes fussent-elles, ne permettaient pas encore d'entrevoir des solutions.

Nous avons cru opportun, dès lors, d'étendre nos investigations aux enfants. L'étude du problème sous l'angle psychogénétique n'était-elle pas susceptible d'éclairer les données enregistrées chez l'adulte ? Nous le pensions.

Les recherches de E. Staub.

Avant d'entreprendre nos premières recherches chez l'enfant, nous avons examiné certains travaux antérieurs et, en particulier, ceux de E. Staub (1970). L'auteur s'était demandé si les réactions de l'enfant étaient semblables à celles de l'adulte lorsque la situation à laquelle est confronté l'un de ses pairs réclame une aide extérieure. L'empathie, la capacité d'appréhender le point de vue d'autrui exigent une certaine expérience de la vie sociale et un niveau de développement cognitif suffisant. Le très jeune enfant pourrait ne pas interpréter une situation comme critique, ou ne pas se rendre compte de la responsabilité qui lui incombe. L'auteur avait émis l'hypothèse de *l'augmentation de la fréquence du comportement d'aide en fonction de l'âge*.

Afin de vérifier cette hypothèse, E. Staub a mis au point une expérience assez semblable à celle que B. Latané et J. Rodin avaient réalisée avec un échantillon d'étudiants, tout en veillant également à tester l'incidence de la présence de témoins. Il s'attendait, alors, à une fréquence d'interventions plus élevée dans la situation critique étudiée par rapport aux enfants isolés, contrairement à ce qui avait été observé chez l'adulte. En effet, J. Kagan (1968) avait montré que la référence aux pairs s'installe progressivement entre six et dix ans. En se fondant sur ces constatations, E. Staub a conclu que les jeunes enfants n'éprouvent pas la crainte d'être désapprouvés par leurs compagnons. Il considérait, en outre, que le stress suscité par la situation pouvait être réduit par la présence d'un camarade du même âge ce qui devrait entraîner une résistance moindre à l'action.

L'expérience a consisté à laisser des enfants de cinq à douze ans, seuls ou par groupes de deux, dans un local où ils étaient invités à effectuer un dessin. Les sujets savaient qu'une petite fille se trouvait dans la pièce voisine. À un moment donné, alors que l'adulte les avait quittés, ils entendaient le bruit provoqué par la chute d'une chaise et, pendant une minute, des cris, des pleurs et des gémissements préalablement enregistrés. L'expérimentateur observait les réactions des enfants à travers un miroir sans tain et, après l'enregistrement, il attendait encore que 90 secondes se fussent écoulées avant de rejoindre les sujets.

La recherche a montré que le comportement d'aide augmente d'abord avec l'âge pour atteindre un maximum vers huit ans, mais décroît à partir de neuf ans. D'autre part, si seulement 31,8 % des individus isolés sont intervenus directement, ou ont informé l'expérimentateur, dans les groupes où deux sujets étaient réunis - surtout les plus jeunes -, on a obtenu 61,3 % d'interventions ce qui tendait à confirmer la deuxième hypothèse.

Selon E. Staub, la dégradation du comportement altruiste, entre neuf et douze ans, s'explique par la plus grande sensibilité des enfants de cet âge à la critique. Le comportement adopté, dans une situation donnée, serait déterminé par le processus de socialisation qui impose un certain nombre de normes, explicites ou implicites. Dans un environnement non familier, lorsque les normes ne sont pas claires, la crainte d'être désapprouvé par l'adulte pour avoir transgressé les consignes réduirait la probabilité des interventions.

La seconde expérience de E. Staub

L'auteur a réalisé une seconde expérimentation assez proche de la première quant à la stratégie adoptée. Il désirait tester l'hypothèse suivant laquelle une bonne relation affective du sujet avec l'expérimentateur et la présentation d'un modèle adulte adoptant un comportement d'aide augmentent les tendances altruistes. Soixante-quatre enfants d'école maternelle furent répartis selon quatre situations expérimentales différentes caractérisées par :

1. l'absence de relation affective avec l'adulte et l'absence de modèle ;
2. la bonne relation affective et l'absence de modèle ;
3. l'absence de bonnes relations affectives et la présentation d'un modèle adulte ;
4. la bonne relation affective associée à la présentation d'un modèle adulte.

Les deux dernières conditions comportaient l'observation préalable, par l'enfant, du comportement d'aide mis en jeu par l'expérimentateur dans une situation semblable à celle à laquelle il allait être confronté. Dans la conditions 3, l'adulte se contentait d'assurer un rôle de modèle, tandis que dans la condition 4 il s'efforçait, d'abord, d'établir, avec le sujet, une ébauche de relation positive.

Dans chacune de ces quatre conditions, l'expérimentateur prétextait un travail à accomplir pour laisser l'enfant seul. Celui-ci était invité à jouer durant son absence et l'adulte lui signalait que s'il désirait d'autres crayons, il pouvait les trouver dans la pièce voisine. Quelques instants après le départ de l'expérimentateur, le sujet entendait, dans la pièce adjacente, un craquement suivi de pleurs et de gémissements qui, en réalité, provenaient d'un magnétophone.

Les diverses conditions expérimentales ont donné lieu à des résultats fort différents. Si, dans l'ensemble, 43,7 % des sujets offraient leur aide, ou relataient spontanément les faits, lors du retour de l'expérimentateur, ce pourcentage s'élevait à 68,8 % dans la quatrième condition, mais n'atteignait que 25 % dans la première. A la fois, une relation affective chaleureuse et la présentation d'un modèle adulte semblaient donc augmenter la fréquence de l'intervention altruiste. Selon E. Staub, l'observation d'un modèle adulte apprend à l'enfant à aider autrui en lui indiquant la conduite correcte. Le comportement enregistré serait donc déterminé par l'imitation, par le renforcement social, mais s'expliquerait aussi par un apprentissage vicariant [17]. Les réactions émotionnelles de la victime et du modèle, médiatisées par les déclarations de ce dernier, constitueraient une source d'informations et de renforcements.

D'après l'auteur consulté, l'apprentissage par imitation d'un comportement d'aide, dans des conditions variées, contribuerait à faire de l'attitude altruiste une *norme sociale* et une *obligation morale* tout en développant le sens des responsabilités.

Critique

À notre sens, la seconde recherche de Staub n'a pas apporté la preuve d'une intégration de l'attitude altruiste et de la compétence acquise. Celles-ci auraient exigé une évaluation à plus long terme que E. Staub n'a pas effectuée. Si elle a confirmé, dans une certaine mesure, l'efficacité de l'apprentissage imitatif ou vicariant, nous pouvions néanmoins nous demander si l'incidence de l'observation du modèle adulte ne se limitait pas au comportement immédiat de l'enfant. Ne sommes-nous pas en présence d'un changement essentiellement momentané ? Les résultats obtenus par l'auteur ne garantissent pas la durabilité de l'effet dû à la présentation d'un modèle, ni sa généralisation à des situations proches. Le sujet se

[17] Dans l'apprentissage imitatif, les conduites du *modèle* constituent les indices essentiels pour celui qui apprend ; dans l'apprentissage vicariant, *les indices dont se sert le modèle* deviennent des indices pertinents pour celui qui apprend.

contente peut-être de reproduire une réaction semblable à celle observée antérieurement sans l'intégrer.

Par la suite, E. Staub a entrepris deux séries de travaux – à ses yeux, ses recherches les plus importantes dans ce domaine – qui ne furent malheureusement pas publiées. Elles ont été citées, notamment, dans un texte relatif à l'étude de l'Holocauste, des autres génocides et de la violence observée au sein d'un groupe à l'égard d'une minorité ou d'un autre groupe (E. Staub, 2000).

Lors de la première série, l'auteur s'est efforcé d'évaluer la tendance altruiste de nombreux individus à partir de questionnaires qui avaient été élaborés ultérieurement et, ensuite, à l'aide d'un outil qu'il mit au point lui-même (1974 et 1978).Les sujets dont les scores étaient les plus élevés étaient plus enclins, nous dit-il, à adopter un comportement d'aide. Il ne donne cependant aucune précision quant à la validité des questionnaires utilisés ou aux résultats obtenus et nous ne savons pas de quelle manière le comportement d'aide a été évalué.

À l'occasion de la seconde série de travaux, E. Staub s'est intéressé aux répercussions du *learning by doing*. Les recherches avaient montré que des enfants arrivent à adopter un comportement d'aide après avoir été préalablement guidés.

Nous ne disposons pas davantage ici de données précises. Retenons que, selon l'auteur, des sujets jeunes insérés dans une activité altruiste en faveur, par exemple, d'enfants pauvres, d'enfants hospitalisés, ou incités à s'occuper de plus petits, seraient, ultérieurement, susceptibles d'intervenir pour secourir la victime d'une situation d'urgence. Fournir aux sujets des informations relatives aux répercussions bénéfiques d'une première intervention aurait également pour effet d'accroître la probabilité d'une conduite altruiste. Tout en regrettant le manque de précision, tant au regard des conditions de l'évaluation que des résultats obtenus, nous relevons néanmoins un intérêt certain pour la prévention et l'éducation qui ont marqué les travaux postérieurs de Staub et nous les évoquerons plus loin.

Quoi qu'il en soit, à ce stade, nous ne disposions encore d'aucune information quant aux moyens à mettre en œuvre pour aboutir à une activité autonome du sujet dans une situation réelle. L'observation de la conduite de l'adulte a-t-elle des effets à longue échéance ? La simple présentation d'un comportement permet-elle de contrôler les réactions émotives qui induisent la fuite ou l'abstention ? Enfin, nous pouvions nous demander si la présentation d'un modèle n'était pas un vestige de la pédagogie traditionnelle dans le cadre de laquelle on se contentait d'une conduite obtenue par l'imitation du comportement de l'adulte. Si nous admettons que le processus d'autonomisation vient s'insérer dans les finalités actuelles de l'éducation, le jeune ne doit-il pas arriver à décider lui-même, après réflexion et évaluation d'une situation peut-être très différente de celles déjà rencontrées, de l'action à mettre en œuvre ?

Telles étaient les questions que nous nous sommes posées avant d'étudier, à notre tour, le comportement d'aide chez l'enfant.

Évolution du comportement d'aide en fonction de l'âge

Phase 1 : objet de l'expérience

Dans un premier temps, nous sous proposions d'étudier l'évolution du comportement d'aide chez l'enfant de six à douze ans en élaborant des conditions expérimentales plus rigoureuses et identiques pour tous les sujets. Précisons que l'étude de E. Staub s'était effectuée dans le cadre scolaire pour les enfants de classes maternelles, mais en laboratoire pour les autres groupes d'âge. Ce facteur situationnel n'était-il pas susceptible d'inhiber les réactions des plus âgés ? D'autre part, l'expérimentateur, en disant avant de quitter la pièce *j'espère que cette fois-ci elle ne grimpera plus sur la chaise* n'a-t-il pas introduit un biais ? Certains enfants ont précisément justifié leur passivité en imputant à la *victime* la responsabilité de l'incident. Enfin, les sujets avaient reçu pour consigne d'attendre le retour de l'adulte qui devait apporter le matériel nécessaire.

Au cours d'une première expérimentation, nous nous sommes donc efforcés d'appréhender les changements apparaissant spontanément, en matière de comportement d'aide, au cours de cette période de socialisation intense comprise entre six et douze ans.

Toutes les observations ont été réalisées au sein de l'école, c'est-à-dire dans un environnement familier qui n'était pas susceptible d'entraîner un sentiment d'insécurité. La tâche à laquelle les élèves furent confrontés s'insérait dans un programme d'enseignement assisté par ordinateur et, dans l'ensemble, les sujets étaient visiblement intéressés.

Nous avons également testé les effets de la présence d'un témoin passif du même âge et l'incidence de l'ambiguïté du stimulus. Quoi qu'il en soit, la situation élaborée différait notablement des conditions de travail de Staub.

Hypothèses de travail

En nous basant sur les résultats obtenus par E. Staub, nous avons formulé les trois hypothèses suivantes :

1. entre six et douze ans, la fréquence du comportement d'aide de l'enfant en faveur de l'un de ses pairs confronté à une situation critique, s'accroît d'abord, puis décroît avec l'âge ;

2. la présence d'un compagnon impassible réduit la probabilité de l'intervention ;

3. l'ambiguïté du stimulus diminue la fréquence du comportement d'aide.

Phase 2 : évaluation collective de l'expérience initiale

La seconde phase a comporté une discussion de groupe centrée sur l'expérience vécue par chacun des élèves au cours de la phase précédente. L'animateur, en évitant de se montrer moralisateur, a aidé les élèves à analyser les résultats, s'est efforcé de susciter la réflexion critique, de favoriser la prise de conscience des conséquences possibles de la non-intervention et, par ses commentaires comme par ses réactions, il a fait apparaître l'importance fondamentale du comportement d'aide en situation critique.

Constitution des échantillons

Afin de tester nos hypothèses, nous avons eu recours à un échantillon occasionnel comportant 120 enfants âgés de six à douze ou treize ans parmi lesquels les deux sexes étaient également représentés. Le scénario mis au point a été reproduit de manière identique dans tous les cas.

Chaque élève était invité à se soumettre individuellement à un test sur ordinateur. L'expérimentateur proposait trois exercices d'entraînement destinés à familiariser le sujet avec le matériel et, dès lors, l'épreuve pouvait débuter. À un moment donné, un comparse entrait et signalait que le concierge l'avait chargé de déposer, dans ce local, une bouteille d'acide. L'expérimentateur réagissait en soulignant le danger que présentait ce récipient privé de bouchon. Une minute plus tard, l'adulte s'emparait ostensiblement de la bouteille d'acide et se rendait dans la pièce voisine en disant : *je vais voir où en est Valérie qui travaille à côté.* Il laissait la porte entre-ouverte et dialoguait avec ce second élève qui, en réalité, collaborait à l'expérience et était chargé par la suite, de déclencher l'enregistreur. L'expérimentateur refermait alors la porte qui séparait les deux pièces, s'assurait du bon déroulement du test et, en précisant qu'il se rendait dans un bureau bien déterminé, invitait le sujet à l'appeler en cas de besoin. Quatre-vingt-dix secondes après le départ de l'adulte, l'élève percevait très distinctement le bruit d'une bouteille s'écrasant sur le sol suivi d'un cri de petite fille, de pleurs et de gémissements qui se prolongeaient.

Les sujets ont été répartis en deux sous-groupes. Ceux du premier étaient isolés, tandis que, dans le second, ils étaient mis en présence d'un compère dont le rôle consistait à limiter la communication et à renvoyer la décision au sujet naïf.

Afin de tester la variable *ambiguïté du stimulus*, nous avons proposé à vingt enfants âgés de neuf à dix ans, un enregistrement différent dans lequel l'origine des pleurs n'apparaissait pas clairement.

Enfin, ce sont les élèves d'une classe de quatrième année primaire ([18]) qui, après avoir été les sujets de l'expérience initiale et participé ultérieurement à la discussion de groupe évoquée plus haut, furent soumis trois mois plus tard à la seconde phase. Chacun d'entre eux était invité à participer à une épreuve de lecture orale qui s'insérait, apparemment, dans le contexte des bilans de fin d'année.

Alors que l'adulte avait quitté la pièce en prétextant le mauvais fonctionnement du chronomètre et en laissant la porte ouverte, le sujet était confronté à une situation critique dont était *victime* un élève plus âgé. Ce dernier avait reçu pour consigne de passer dans le couloir et de s'écrouler sur le sol en gémissant, puis de rester étendu sans bouger. Nous avons choisi, en tant que variable dépendante, la fréquence du comportement d'aide, mais également le temps qui s'écoulait entre l'incident et l'intervention.

---

[18] Enfants âgés de neuf à dix ans

Analyse des données

Expérience 1

Les données recueillies corroborent notre première hypothèse. La fréquence du comportement d'aide augmente avec l'âge entre six et huit ans environ, mais décroît à partir de neuf ans (voir graphique n° 9) Si 60 % des sujets isolés de sept à huit ans ont tenté de porter secours à la *victime*, ce pourcentage n'était plus que 30 % entre onze et douze ans (écart significatif à $p < .05$). Ces résultats recoupent donc ceux obtenus par E. Staub.

Lors des interviews, les raisons invoquées pour expliquer la non-intervention se modifient avec l'âge. À six ans, l'enfant ne se rendait manifestement pas compte des devoirs qui incombent au témoin de l'incident. À partir de huit ans, le sujet était plus ou moins conscient d'avoir fui ses responsabilités et il paraissait culpabilisé par son comportement. Si nous interprétons le comportement de l'enfant en termes de coût-récompense, nous pourrions penser que la situation critique forcément non familière, la nécessité de prendre une initiative à laquelle l'individu n'avait pas été préparé, la peur, le stress étaient probablement autant de facteurs susceptibles d'avoir augmenté le coût de l'intervention.

D'autre part, l'aspect motivant de la tâche a sans doute renforcé la tendance à l'abstention. En revanche, l'explication basée sur la crainte d'être désapprouvé par l'adulte, proposée par E. Staub, n'a pas été confirmée au cours de la recherche.

Notre deuxième hypothèse relative à l'influence d'un compagnon impassible a également été corroborée. Alors que, dans l'ensemble, 34 % des sujets isolés apportent une aide directe ou au moins indirecte, 10 % seulement des enfants mis en présence d'un comparse passif ont tenté de secourir la *victime* (écart significatif à $p < .01$). Le témoin passif réduit la probabilité de l'intervention indépendamment de l'âge des sujets. L'analyse de variance à deux dimensions (situation et âge) révèle qu'il n'y a pas d'interaction entre la situation expérimentale et l'âge. L'incidence du premier facteur est indépendante du second.

Les résultats enregistrés ont encore montré que l'ambiguïté du stimulus renforce la tendance à s'abstenir. L'hypothèse a été vérifiée à la fois par la fréquence des interventions et par la façon dont les sujets ont interprété la situation.

Seconde expérimentation

La participation à la première expérience et à la discussion de groupe n'a pas entraîné un changement significatif des conduites adoptées ($t = 1{,}62$; $p > .10$) même si les enfants du groupe expérimental ont été moins indifférents à la situation que ceux du groupe de contrôle.

Nous pouvons considérer, par conséquent, que l'aide apportée par un enfant à l'un de ses pairs placé en situation critique exige bien plus que l'information ou la réflexion suscitée au cours d'une séance unique, par un pédagogue préparé pourtant à l'animation d'un groupe d'enfants. Le comportement d'aide réclame une implication personnelle qui ne peut vraisemblablement pas être obtenue à la suite d'une intervention ponctuelle de l'enseignant.

Graphique n° 9

Fréquences des comportements d'aide en fonction de l'âge

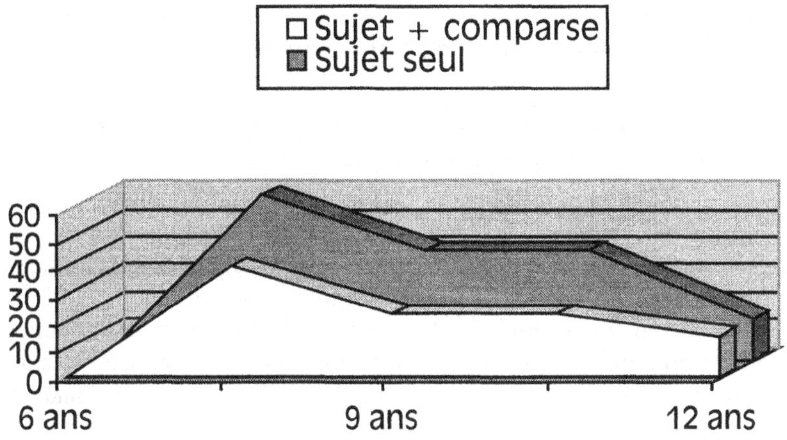

Conclusions

Notre première expérimentation a confirmé que le comportement d'aide, après s'être accru entre six et huit ans, décroît par la suite. Ce phénomène se vérifie également par un temps de latence plus long en fonction de l'âge.

Les réactions émotionnelles des sujets et leurs commentaires ont montré, qu'à partir de sept ans, ils ont généralement perçu la situation comme critique et nécessitant, par conséquent, une intervention. Aucun sujet n'a suspecté une mise en scène. Dès lors, comment peut-on expliquer l'abstention ?

La peur inhibe l'enfant ou engendre des réactions inappropriées. Nous avons enregistré, en effet, des conduites d'évitement, des comportements de fuite. **L'enfant ne réagissait plus à la situation, mais à son état émotionnel.**

Certains sujets ont transféré la responsabilité de l'intervention sur l'expérimentateur.

Ce transfert est-il une conséquence du comportement de fuite ou sommes-nous en présence de deux conduites déterminées par la même variable causale ? L'enfant se trouve, en effet, particulièrement démuni s'il doit prendre des initiatives ou assumer des responsabilités dans une situation inhabituelle. Le milieu scolaire, il est vrai, ne l'y a pas préparé et confond souvent responsabilité et corvée. Les aires d'autonomie n'y sont pas reconnues. L'école confine le comportement de l'élève dans des normes explicites ou implicites.

E. Staub avait expliqué la dégradation de la tendance altruiste par la crainte de la critique et de la désapprobation de l'adulte. A la lumière des résultats que nous avons enregistrés, cette explication ne paraît pas pertinente. En effet, nous avions invité l'enfant à nous appeler en cas de besoin. Or, s'il s'est conformé à cette suggestion lorsqu'il rencontrait un problème en rapport avec la tâche, il s'est abstenu d'y recourir dans la situation critique.

L'expérimentation a montré, par ailleurs, que la présence d'un témoin passif réduit également la probabilité de l'intervention chez l'enfant quel que soit son âge. Les réactions du comparse constituaient évidemment une source d'informations. La présence d'un témoin passif a vraisemblablement conduit l'enfant à interpréter la situation comme moins critique que s'il l'avait appréhendée seul.

Certains sujets se sont conformés immédiatement à la conduite du camarade qui induisait l'interprétation donnée à la situation ou ont invité le comparse à avertir l'expérimentateur. Un processus de diffusion de responsabilité les confinait, alors, dans l'abstention.

En ce qui concerne notre troisième hypothèse, elle a été confirmée à la fois par la diminution de la fréquence des interventions et par l'interprétation qu'en donnaient les sujets. À partir du moment où l'abstention était, et de loin, la réaction la plus fréquente, l'ambiguïté du stimulus a très vraisemblablement favorisé le doute quant au caractère critique de l'incident.

XI.

EXPERIMENTATION D'UN PROGRAMME MULTIDIMENTIONNEL (19)

Introduction

Les recherches citées dans le chapitre précédent et destinées à étudier le comportement d'aide chez l'enfant, n'avaient pas seulement révélé une diminution importante et significative des interventions entre neuf et douze ans. Elles ont clairement montré que la participation des élèves à une expérience ponctuelle ne suffit pas pour entraîner un véritable changement des comportements même si un psychopédagogue spécialisé se charge de sensibiliser les sujets et de favoriser la prise de conscience de la gravité de l'abstention.

Nous devions donc considérer que l'exploitation occasionnelle d'événements de la vie quotidienne n'incite pas l'enfant

[19] Marcel Frydman et Gina Ritucci

à prendre une initiative opportune lorsqu'il est le témoin d'une situation critique non encore rencontrée antérieurement. A fortiori, la leçon moralisatrice accompagnée, le cas échéant, d'exhortations verbales, n'a pas la moindre chance de susciter une intervention que l'adulte lui-même tend généralement à éviter. Quant à l'imitation escomptée de la conduite de l'adulte, telle qu'elle fut testée par E. Staub, nous avons constaté qu'elle n'a aucune incidence à moyen ou à long terme. Nous pensons d'ailleurs que cette procédure est même contre-indiquée dans une perspective d'appropriation des moyens aux objectifs.

En effet, quelle est la finalité poursuivie si nous élaborons un programme visant au développement de l'attitude altruiste ? Notre optique est celle de l'émancipation du jeune. Nous ne désirons pas qu'il se comporte de telle ou telle manière simplement parce que nous le lui avons demandé ou parce que nous lui avons présenté un modèle susceptible d'être imité.

Nous souhaitons, au contraire, **promouvoir des aptitudes grâce auxquelles l'individu puisse, dans une situation nouvelle caractérisée par le besoin d'aide et par l'urgence, prendre lui-même, en toute autonomie, les initiatives qui s'imposent au citoyen responsable.** Autrement dit, ce dernier doit être capable **d'évaluer la situation, de prendre conscience de l'état de détresse d'une autre personne, d'identifier le type de secours attendus, et, après examen des réponses possibles, de retenir la solution la plus pertinente.** Il pourrait s'agir de l'intervention directe, mais, si celle-ci comporte le moindre risque, le jeune aura appris à recourir à l'aide indirecte (entre autres, avertir la police, appeler les pompiers, téléphoner au médecin de garde, aux ambulanciers, etc.)

L'objectif terminal est donc constitué par l'acquisition de ces aptitudes *qui sont à la fois d'ordre cognitif et, surtout, d'ordre affectif comme le développement d'une certaine empathie, par exemple.*

La capacité d'intervention en situation critique exige, par conséquent, dans **une conception d'accession à la citoyenneté**, un programme approprié dont l'administration implique une série d'étapes successives centrées sur des objectifs intermédiaires. À notre sens, ce programme ne pouvait pas se concevoir en dehors d'une approche multidimensionnelle. À l'occasion de chacune des étapes, des stratégies didactiques différentes pouvaient être appliquées en fonction de l'objectif spécifique à atteindre. En outre, nous estimions qu'elles étaient susceptibles d'avoir des effets complémentaires au regard du comportement attendu dans la vie quotidienne lorsque l'objectif terminal est atteint.

Voilà dans quel contexte, à l'occasion d'une nouvelle expérimentation, nous avons formulé les hypothèses de travail suivantes.

Hypothèses fondamentales

1. Face à une situation critique dont est victime un adulte ou un enfant, des élèves âgés de douze ans s'abstiennent généralement d'intervenir.

2. Un programme de développement de l'attitude altruiste étalé dans le temps et recourant à des techniques différentes et complémentaires, accroît la fréquence du comportement d'aide d'enfants de douze ans.

3. Le programme accroît la rapidité de la prise de décision.

Questions latérales

1. L'efficacité du programme varie-t-elle en fonction de l'origine socioculturelle des sujets ?
2. La place occupée par l'enfant dans la constellation familiale a-t-elle une incidence sur la fréquence des interventions ?
3. Y a-t-il une relation entre la réussite scolaire et la sensibilité au programme ?
4. Le comportement d'aide, est-il adopté plus fréquemment par les filles ?

Constitution des échantillons

Pour tester nos hypothèses, nous avons fait appel à deux échantillons occasionnels composés de classes de sixième année primaire dont les élèves étaient âgés de douze à treize ans.

Le groupe expérimental était constitué de quatre classes et comportait, au total, un effectif de 90 sujets, tandis que le groupe de contrôle comprenait trois classes de même niveau scolaire et un effectif de 58 sujets.

Les élèves de l'échantillon expérimental ont été soumis à un traitement spécifique, soigneusement mis au point, et visant au développement de l'attitude altruiste. Ceux du groupe de contrôle n'ont bénéficié d'aucun traitement particulier et ils n'ont donc été confrontés qu'aux programmes traditionnels imposés par le Ministère de l'Education Nationale.

Les effets du traitement ont été évalués à l'aide de deux épreuves post-expérimentales. Précisons que celles-ci ont été administrées trois mois après la dernière phase du traitement par d'autres membres de l'équipe.

Le traitement

Entre le début du mois de décembre et la fin janvier de l'année suivante, les élèves du groupe expérimental ont bénéficié d'une série d'activités se rapportant au comportement d'aide. Ces activités ont été menées assez régulièrement au rythme de deux à trois par semaine. Elles ont été réparties en six phases qui se distinguaient les unes des autres par le contenu des séquences et par les stratégies didactiques appliquées.

La première étape avait pour objet la sensibilisation des élèves aux conséquences possibles du comportement de fuite ou d'abstention.

Cette phase a permis aux sujets d'appréhender, grâce à la vidéo, les comportements habituellement adoptés par les témoins d'un incident critique. Lors des recherches antérieures, menées sur le terrain, nous avions magnétoscopé les conduites d'adultes ou même d'enfants qui s'abstenaient d'intervenir, alors qu'une victime était étendue sur le sol. Les films ont été projetés dans les classes du groupe expérimental et ils furent analysés par les élèves qui ont découvert un aspect de la réalité dont ils ne soupçonnaient pas l'existence. La discussion collective qui a terminé la séance, a permis de susciter la réflexion et de l'orienter vers les effets possibles de la non-intervention.

La deuxième étape visait surtout à mettre en évidence l'écart considérable qui sépare les affirmations d'individus invités à prévoir leur comportement et les conduites mises en jeu dans la vie quotidienne. Les élèves furent chargés d'interviewer un certain nombre d'adultes auxquels ils demandaient de préciser leurs réactions s'ils étaient confrontés à une situation critique qui leur était décrite. Après avoir dépouillé et synthétisé les réponses – de 80 à 90 % des interviewés affirmaient qu'ils interviendraient immédiatement -, les élèves les ont comparées aux conduites rapportées par des articles de journaux. Ils ont découvert, par conséquent, que la non-intervention est particulièrement fréquente avec des effets parfois dramatiques.

Par la suite, les élèves ont analysé plusieurs résumés de recherches entreprises dans ce domaine et publiées dans des revues scientifiques aux Etats-Unis ou en Belgique, dont les résultats ont confirmé les faits rapportés par la presse quotidienne, et qui furent discutés en classe. Ce travail apporta une nouvelle confirmation de la tendance au comportement de fuite ou d'abstention.

Au cours de la phase suivante, les sujets avaient pour tâche de sensibiliser d'autres individus et, notamment, des compagnons du même âge, à la nécessité d'intervenir dans une situation critique. C'est ainsi que de nombreux messages - présentés sous la forme de slogans, d'affiches, ou de dépliants - ont été élaborés et exposés au sein de l'école. Une activité de ce genre nous paraissait susceptible d'entraîner l'implication émotionnelle des élèves et pouvait donc contribuer à modifier les attitudes.

Ultérieurement, nous nous sommes efforcés de clarifier certaines valeurs qui paraissaient être en rapport plus ou moins direct avec le comportement d'aide. Divers exercices oraux ou écrits ayant notamment pour thème *assumer ses responsabilités* ou *prendre des risques pour soi et pour les autres*, furent proposés.

Nous avons tenté, ensuite, de développer l'attitude altruiste par le biais du jeu de rôle centré sur le comportement d'aide. Les élèves ont été incités à imaginer eux-mêmes divers incidents critiques, à varier les scénarios, avant de les interpréter, sur scène, devant leurs camarades.

La dernière phase nous a permis d'élaborer, avec les sujets, la synthèse du travail effectué au cours des semaines précédentes.

Précisons encore que chaque activité était suivie d'une discussion de groupe au cours de laquelle l'expérimentateur incitait les enfants à exprimer leur contenu psychologique.

Les post-tests

Trois mois plus tard, deux épreuves, minutieusement mises au point, confiées et appliquées par un autre adulte, ont permis d'enregistrer les réactions des sujets confrontés à une situation critique au sein de l'environnement scolaire et d'évaluer la fréquence et la rapidité du comportement d'aide dans le groupe expérimental et dans un groupe témoin. La première mettait en scène un adulte, tandis que la seconde concernait une *victime* du même âge.

Dans les deux conditions expérimentales, les élèves furent invités à se soumettre à un test de connaissances pour lequel ils devaient se rendre individuellement dans un local précis. L'adulte dialoguait pendant quelques instants avec l'enfant, mais il quittait le local lorsque le sujet commençait l'épreuve. Dans la première condition expérimentale, après le départ de l'expérimentateur, l'enfant était confronté à la chute d'une femme de charge. Dans la seconde, le sujet entendait le bruit provoqué par une chute suivie de cris et de pleurs. Des observateurs notaient les réactions des sujets ainsi que le temps qui séparait le stimulus de l'intervention. Après chacune des épreuves, l'enfant était rassuré et interrogé sur les mobiles de l'intervention ou de l'abstention.

Résultats

Les observations effectuées, lors des post-tests, ont révélé que la grande majorité des enfants du groupe de contrôle se sont abstenus de toute intervention. Sept sujets sur les 58 de l'échantillon, c'est-à-dire à peine 13 % ont voulu porter secours à la *victime*, alors que tous les autres avaient pourtant bien perçu l'incident.

Notre première hypothèse était donc bien confirmée. En dehors de toute préparation délibérée, un enfant de douze ans ne prend généralement pas d'initiative pour aider la victime.

En revanche, dans le groupe expérimental, la fréquence des interventions a été de 52 % puisque 47 sujets sur 90 ont tenté de secourir la *victime* (voir tableau n° 6). La différence entre les deux groupes est significative à $p<05$ et elle doit donc être attribuée au traitement. En outre, le temps qui s'écoule entre la chute ou l'apparition des pleurs et le moment de l'intervention est de 16 secondes, en moyenne, dans le groupe expérimental et de 25 secondes dans le groupe de contrôle (écart significatif à $p<05$). Les intervenants non préparés ont apparemment hésité quelque peu avant l'adoption du comportement d'aide, alors que la décision des sujets du groupe expérimental a été presque instantanée. Notre deuxième et notre troisième hypothèses ont donc été également confirmées.

Tableau n°6

Fréquence des interventions aux post-tests

Groupes	Effectifs	Aide directe	Aide indirecte	%	Relation des faits	Abstentions
A	90	41	6	52%	6	37
B	58	7	0	12%	4	47

Légende : A : groupe expérimental
B : groupe de contrôle

Conclusions

La présente recherche a permis de tirer au moins deux conclusions essentielles.

En premier lieu, nous avons confirmé que la plupart des préadolescents de douze à treize ans n'ont pas acquis les aptitudes grâce auxquelles ils pourraient prendre l'initiative de secourir un individu confronté à une situation critique. A cet égard, nous avons obtenu des résultats comparables à ceux enregistrés dans les travaux antérieurs.

La deuxième conclusion concerne les possibilités offertes par un programme multidimensionnel. Celui que nous avons testé - assurément pas encore au point pourtant - a entraîné, chez les sujets, des changements d'ordre comportemental importants.

D'autre part, ne perdons pas de vue que ces changements n'ont pas été évalués immédiatement après l'administration du traitement, comme dans la recherche de E. Staub, mais après un délai de trois mois et dans le contexte d'une situation différente de celles étudiées antérieurement avec les sujets. Nous avons enregistré 52 % d'interventions et ce taux n'est évidemment pas négligeable. Nous pouvions supposer qu'il serait bien plus élevé encore si le programme de préparation dépassait le stade expérimental et s'il pouvait s'étaler sur un temps plus long. Les six phases prévues ont tout de même permis à la majorité des bénéficiaires de mieux prendre conscience des conséquences de la conduite d'abstention et du caractère, bien souvent crucial, de l'intervention immédiate.

Par ailleurs, si notre investigation avait aussi un caractère exploratoire et si elle devait nous permettre de vérifier l'obtention d'un effet éventuel à plus long terme, les résultats intéressants obtenus nous ont incités à tenter d'élaborer un outil plus approprié à notre objectif terminal, à savoir le développement de l'attitude altruiste.

XII.

ÉVALUATION D'UNE PREPARATION SYSTEMATIQUE DE L'ENFANT EN MILIEU SCOLAIRE (20)

Présentation de la recherche

L'expérimentation précédente était basée sur des échantillons occasionnels et relativement restreints. Nous ne pouvions donc songer à généraliser, hors de l'expérience, les résultats pourtant intéressants que nous avions obtenus, et à étendre nos conclusions à la population dont les échantillons avaient été extraits.

À ce stade, nous avons cru opportun de prolonger la recherche et de tester notre variable indépendante en sélectionnant d'autres échantillons après avoir, autant que possible, amélioré le traitement et, tout en vérifiant si sa durée, c'est-à-dire le nombre de séances, était susceptible d'influencer l'adoption du comportement d'aide.

---

[20] M. Frydman et J.-C. Mesdagh

J. R. Rest (1986), après une analyse des programmes éducatifs visant au développement moral de l'enfant, avait conclu à leur inefficacité lorsque le traitement ne dépassait pas trois semaines, Tout en affinant les stratégies didactiques de l'étude précédente, nous désirions également comparer le comportement d'aide d'enfants qui avaient été soumis préalablement à une éducation sociale spécifique, à celui de sujets pas spécialement préparés et à d'autres dont le traitement était limité à trois séances.

Constitution des échantillons

Sept classes de sixième année primaire comportant, au total, 146 élèves âgés de douze à treize ans ont participé à l'expérience. Les écoles au sein desquelles les classes furent sélectionnées, sont situées dans une même ville de la région francophone de Belgique et, par ailleurs, nous avons assuré la neutralisation de la variable *niveau socio-culturel des familles* dans la mesure où les sujets appartenaient, sur ce plan, à un milieu assez homogène. L'échantillon total a été subdivisé en trois sous-groupes, à savoir deux groupes expérimentaux et un groupe de contrôle.

Les traitements

Le traitement a été administré par l'un des expérimentateurs à six de ces classes, tandis que, dans la septième, l'instituteur, après avoir bénéficié d'une formation complémentaire, s'en est chargé lui-même.

Nous préciserons encore que si, dans le premier groupe expérimental, nous avons administré le programme complet et intensif mis au point après la recherche précédente, au second, par contre, nous avons proposé un programme réduit à trois séances. Nous nous sommes néanmoins évertué, dans la mesure du possible, de sensibiliser les élèves de cet échanttillon aux problèmes qui se posent dans la vie sociale lorsqu'un individu est confronté à une situation critique et aux conséquences éventuelles de la non-intervention, tout en leur permettant de découvrir les comportements habituels des témoins. En revanche, les échanges ont forcément été réduits et nous n'avons pas eu la possibilité d'accorder une place suffisante aux aspects affectifs et, plus spécialement au développement de l'empathie.

Le programme éducatif proposé au premier groupe expérimental a comporté neuf séances, administrées à raison d'une par semaine, qui se sont étalées sur une période d'environ deux mois. Nous avons respecté l'ordre suivant :

Les trois premières séances devaient favoriser la découverte, par les élèves, de l'écart considérable qui sépare la perception, par l'individu, de ses propres réactions dans une situation critique, des comportements effectivement adoptés dans la réalité.

À cette fin, nous avons, d'abord, proposé aux sujets de prévoir leur conduite dans quatre situations critiques qui leur furent proposées.

Les élèves ont alors été invités à élaborer un second questionnaire destiné à recueillir les intentions de comportement exprimées par des adultes qu'ils avaient eux-mêmes interviewés. Les réponses furent analysées et elles devaient inciter à conclure, à la fois pour les adultes et pour les enfants, à la mise en jeu d'un comportement d'aide dans près de 90 % des cas.

Nous disposions donc de données qui pouvaient être confrontées à celles appréhendées dans la vie quotidienne grâce à diverses séquences vidéo réalisées lors de nos recherches antérieures. Les élèves ont été invités à relever les comportements des témoins et, ensuite, ils ont pu s'exprimer à propos des conduites observées à l'écran.

À la troisième séance, la lecture, l'analyse et la discussion de plusieurs extraits de presse relatifs à des événements particulièrement évocateurs du comportement de fuite ont confirmé un aspect de la vie sociale qui, bien entendu, échappait totalement aux enfants. Nous espérions arriver à les sensibiliser à l'importance du problème. Cette espérance a été largement rencontrée. Au-delà, certains sujets ont exprimé avec émotion, et peut-être même avec un sentiment de culpabilité, la prise de conscience, à la suite d'une extrapolation à partir des données appréhendées en commun, de leur appartenance probable au sous-groupe des abstentionnistes.

À la quatrième séance, nous avons invité, en classe, une femme âgée qui avait été la victime d'une agression en rue, mais elle n'avait pas été secourue ou aidée par les témoins de l'incident. Cette personne a raconté avec beaucoup de sincérité ce qui s'était passé et a répondu aux questions des enfants. L'échange de vues a facilité l'identification avec la victime et a contribué au développement d'une certaine empathie.

Les cinquième et sixième séances ont été consacrées à des situations dans lesquelles la victime était un enfant – étudiées à partir de deux séquences filmées -, mais également du comportement d'aide adopté par l'enfant.

Le vandalisme a fait l'objet de la septième séance. Les articles proposés à l'analyse ont révélé des formes différentes de vandalisme et ont souligné les graves dégradations de l'environnement et le coût financier énorme imposé à l'ensemble de la communauté nationale.

À la huitième séance, un membre de la Croix-Rouge a initié les enfants du premier groupe expérimental aux initiatives à prendre dans une situation critique et, plus spécialement, aux informations à communiquer au service d'urgence.

Enfin, la dernière séance a été réservée aux jeux de rôle où, après une discussion se rapportant au scénario proposé, chaque élève, à son tour, était invité à assurer le rôle de la victime, tandis que les autres étaient les témoins dont les réactions faisaient l'objet d'une discussion au sein de la classe.

Le post-test

L'évaluation post-expérimentale eut lieu plus de quatre mois après la fin du traitement. Un instituteur faisait savoir aux sujets des groupes expérimentaux et du groupe de contrôle qu'un enfant plus jeune d'une autre classe se heurtait à de sérieuses difficultés scolaires, qu'il avait dû s'absenter durant plusieurs semaines et que sa réussite paraissait compromise, car les parents ne pouvaient pas se permettre de lui offrir des leçons particulières.

On cherchait donc plusieurs élèves de leur âge qui accepteraient de lui consacrer une partie de leur temps libre de la journée pour lui venir en aide. L'intervention sollicitée devait s'effectuer durant la présence normale à l'école, mais elle comportait tout de même un coût non négligeable puisque les sujets n'avaient pas été préparés à une tâche s'apparentant au monitorat et qu'ils allaient apparemment se priver, de surcroît, de moments de détente déjà trop peu nombreux.

Les volontaires avaient la possibilité de s'engager en déposant, dans une urne, un formulaire mis à leur disposition.

Résultats

L'épreuve post-expérimentale n'a pas été proposée par l'un des expérimentateurs - avec lesquels les relations avaient été totalement interrompues depuis la fin du traitement -, mais par un instituteur. La situation testée différait suffisamment de toutes celles qui avaient été rencontrées par les élèves durant la phase expérimentale pour permettre de conclure à un effet éventuel de transfert des compétences acquises. Or, si 37 % des sujets du groupe de contrôle ont tout de même accepté d'aider l'élève en difficulté, ce pourcentage était de 85,3 % dans le premier groupe expérimental (A) et de 39,4 % dans le second (B) (Voir tableau n° 7)

La comparaison entre le groupe A et chacun des deux autres fait apparaître, dans les deux cas, un écart significatif à $p < 001$. Nous pouvons donc considérer que le comportement d'aide adopté par les sujets qui avaient bénéficié du programme complet (les neuf séances) est bien dû à la variable indépendante. En d'autres termes, le traitement intensif dont ont bénéficié les élèves de A, accroît bien la probabilité des interventions. De plus, dans le mesure où la situation testée n'avait jamais été rencontrée durant la période de préparation, nous pouvons raisonnablement penser qu'il y a bien eu un effet de transfert et celui-ci reflète vraisemblablement un certain développement de l'attitude altruiste.

En revanche, les résultats obtenus dans le second groupe expérimental ne diffèrent pas de manière significative de ceux du groupe témoin. Par conséquent, un traitement réduit à trois séances ne paraît pas suffisant pour accroître la probabilité d'aide dans une situation d'urgence ou pour favoriser l'acquisition de l'attitude altruiste chez des élèves de douze ans.

Tableau n°7			
Fréquence des interventions au post-test			
Groupes	**Nombre de sujets**	**Fréquence des interventions**	**Pourcentages**
A	41	35	85,3 %
B	38	15	39,4 %
C	43	16	37,2 %

Légende :

A : premier groupe expérimental (traitement complet)
B : second groupe expérimental (traitement réduit à trois séances)
C : groupe de contrôle

XIII.

LES INTERPRETATIONS DU COMPORTEMENT DE FUITE PAR L'ENFANT (21)

Présentation de la recherche

La recherche suivante visait à identifier les raisons du comportement d'abstention avancées par des enfants de dix et de douze ans non plus pour justifier leur propre conduite, mais pour interpréter la passivité, c'est-à-dire la non-intervention d'un personnage de bande dessinée.

À cette fin, nous avons demandé à un graphiste professionnel (22) de réaliser des planches comportant, chacune, une succession de dessins qui constituent une histoire.

---

[21] M. Frydman, L. Ledru, S. Deblende
[22] Ch. Jarry

Les diverses versions de celle-ci donnent lieu à une situation critique, car nous assistons à la chute d'un enfant handicapé, tandis que le témoin réagit par la fuite en présence ou en l'absence d'autres témoins.

Les planches ont été élaborées de manière à tester les réactions des sujets soit face à un enfant isolé qui n'intervenait pas lors de la chute d'une victime de son âge, soit lorsque l'intervenant potentiel était entouré d'autres témoins également inactifs, ou, enfin, lorsque des adultes étaient présents et observaient la scène. Cette diversification du comportement d'abstention a permis de proposer des situations de la vie réelle dans lesquelles *l'incidence de la diffusion de responsabilité* (23), de la *pluralistic ignorance* (24) ou de *l'influence sociale normative* (25) pouvaient jouer un rôle.

L'épreuve projective

La question que nous nous posions était de savoir comment des enfants neuf à douze ans allaient expliquer le comportement de fuite ou d'abstention dans les diverses conditions expérimentales. D'autre part, une situation avec témoin(s) allait-elle induire des mobiles différents par rapport à ceux évoqués dans une situation sans témoin(s) ?

---

[23] La diffusion de responsabilité est un processus qui induit ou justifie la non-intervention en fonction de l'intervention probable d'autres témoins.

[24] La pluralistic ignorance est la non perception du caractère critique de l'incident suscitée ou renforcée par la passivité des autres témoins.

[25] L'influence sociale normative est déterminée par la connaissance de la présence d'autres témoins et la supposition suivant laquelle ces derniers prendront conscience des conduites du sujet.

Les planches, composées en variantes situationnelles, étaient destinées à induire la **projection** [26] des motivations ou des réactions affectives de l'interviewé lorsqu'il était confronté à chacune de celles-ci.

Nous avons constitué un échantillon de 160 sujets dont 80 étaient âgés de neuf à dix ans et 80 de onze à douze ans. Afin d'éviter la contamination des réponses par les sujets testés précédemment, nous avons eu recours à dix écoles différentes dans lesquelles seuls huit enfants d'une même classe étaient testés et une même planche n'a été proposée qu'à deux élèves de la même classe.

L'épreuve était appliquée comme un T.A.T. de Murray [27]. Le sujet était invité à imaginer et à raconter une histoire en se servant de la bande dessinée qui lui était présentée. Les planches ont donc servi de matériel médiateur et elles étaient susceptibles de favoriser la projection du contenu psychologique du locuteur face au comportement d'abstention observé dans une situation d'urgence. L'image, en tant que support, stimulait la production langagière de l'enfant. Lors du décodage, celui-ci avait évidemment le choix de l'interprétation, tandis que l'interviewer, en évitant tout jugement, se contentait d'assurer un rôle de facilitateur. Un récit en images fixes et muettes est nécessairement lacunaire. Dans ce cas, les éléments essentiels n'étaient pas exprimés de manière explicite et le sujet disposait donc du libre choix de l'interprétation et des commentaires éventuels.

---

[26] La projection : mécanisme de défense par lequel un individu réduit l'anxiété en attribuant à autrui une motivation, une pensée, une intention ou un trait plus ou moins répréhensibles qui lui sont propres, mais dont il n'est pas conscient (projection cathartique), ou en attribuant à autrui un trait complémentaire par rapport à son propre état affectif (projection complémentaire) ; ainsi, par exemple, si l'enfant a peur de l'étranger qui pénètre dans l'appartement, il peut le percevoir comme agressif ou méchant.

[27] Le T. A. T. (Test d'Aperception Thématique) est une épreuve projective imaginée par H. Murray (1938) dans le cadre de laquelle le sujet est invité à raconter une histoire en rapport avec les images contenues dans une série de vingt planches.

Notons que les enfants se sont aisément identifiés aux témoins passifs. Retenons, notamment, la substitution pratiquement constante du pronom personnel « je » à « il » et l'utilisation de formes telles *je pense* ou *je crois.*

Lorsque le récit était terminé, on demandait encore au sujet - s'il ne l'avait mentionnée spontanément -, pour quelle raison l'enfant-témoin qui avait assisté à la scène n'était pas intervenu pour aider la victime.

Un enfant pouvait évidemment évoquer plusieurs arguments pour justifier la non-intervention et le nombre total des explications avancées est donc supérieur au nombre de sujets.

PLANCHE 1 : SANS TEMOIN

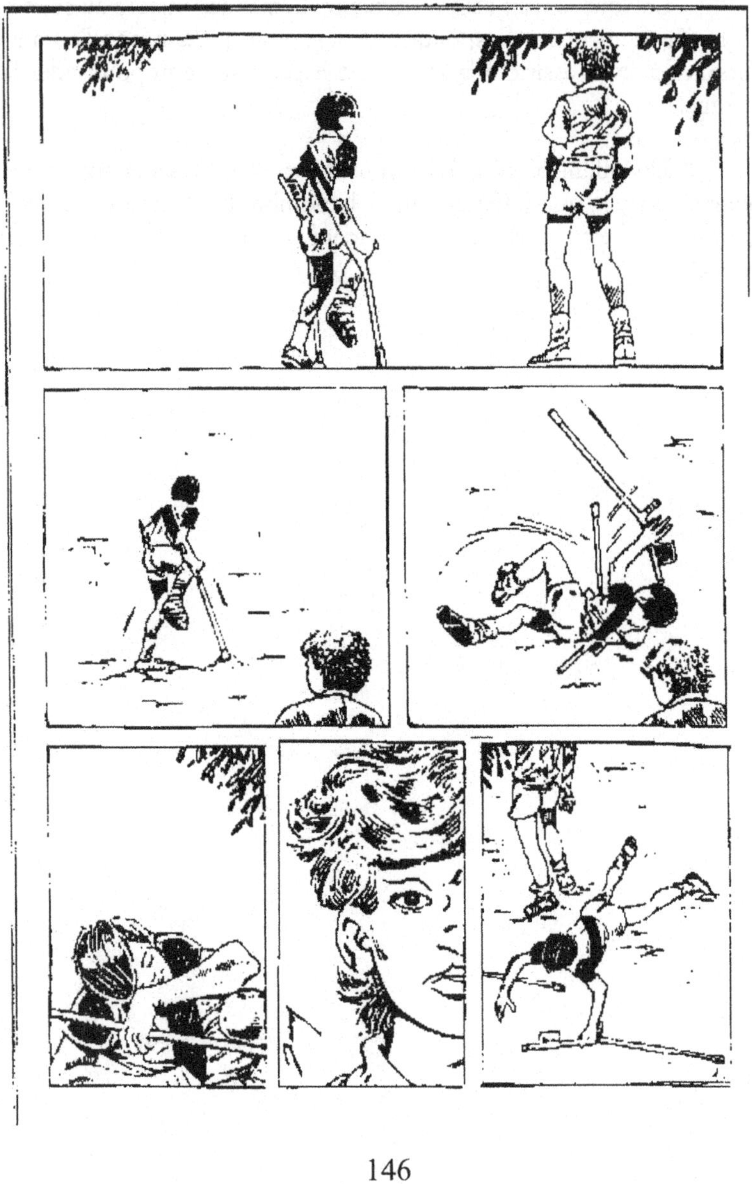

PLANCHE 2 : "PLURALISTIC IGNORANCE"

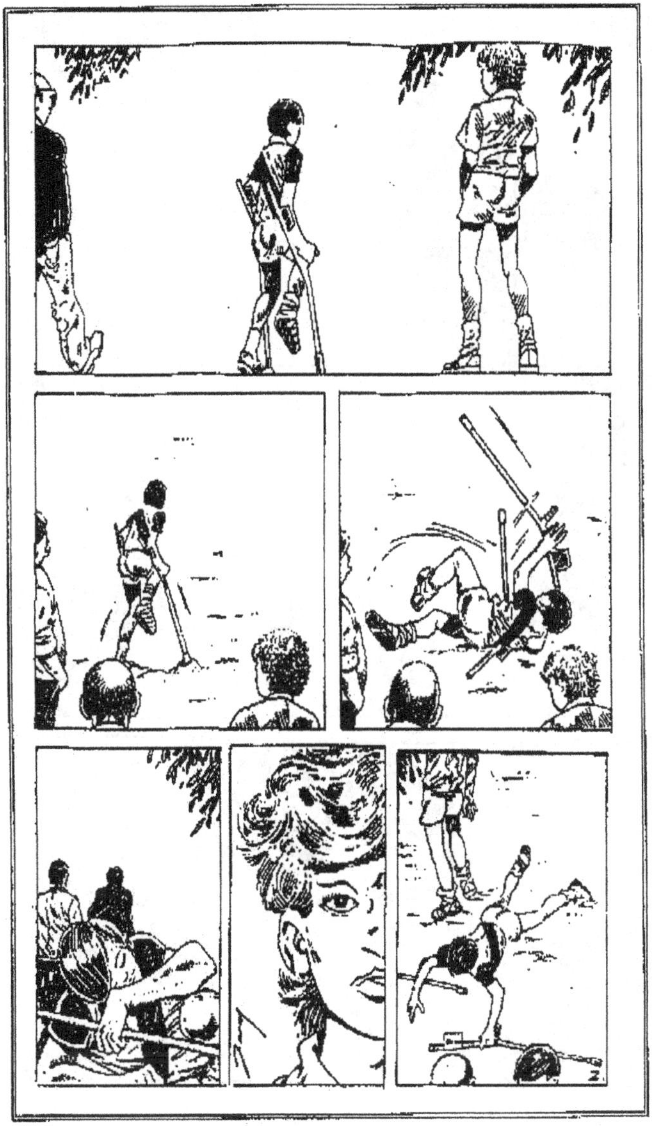

PLANCHE 1 : DIFFUSION DE RESPONSABILITE

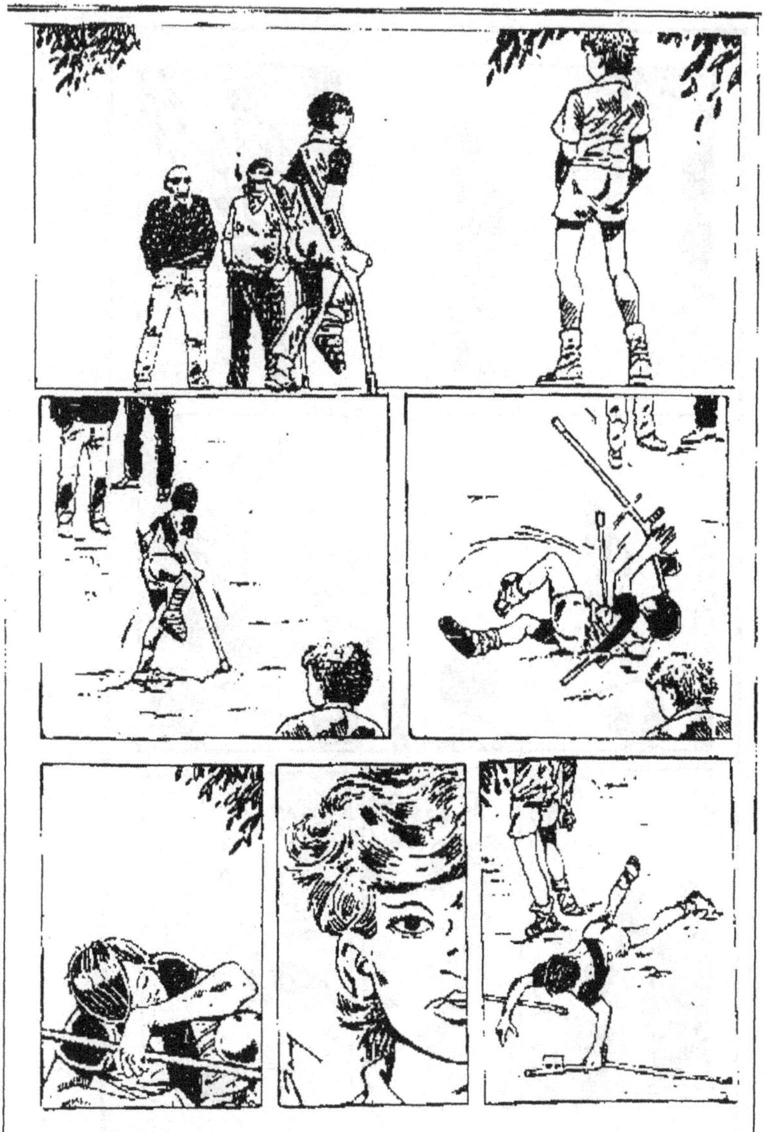

PLANCHE 4 : INFLUENCE SOCIALE NORMATIVE

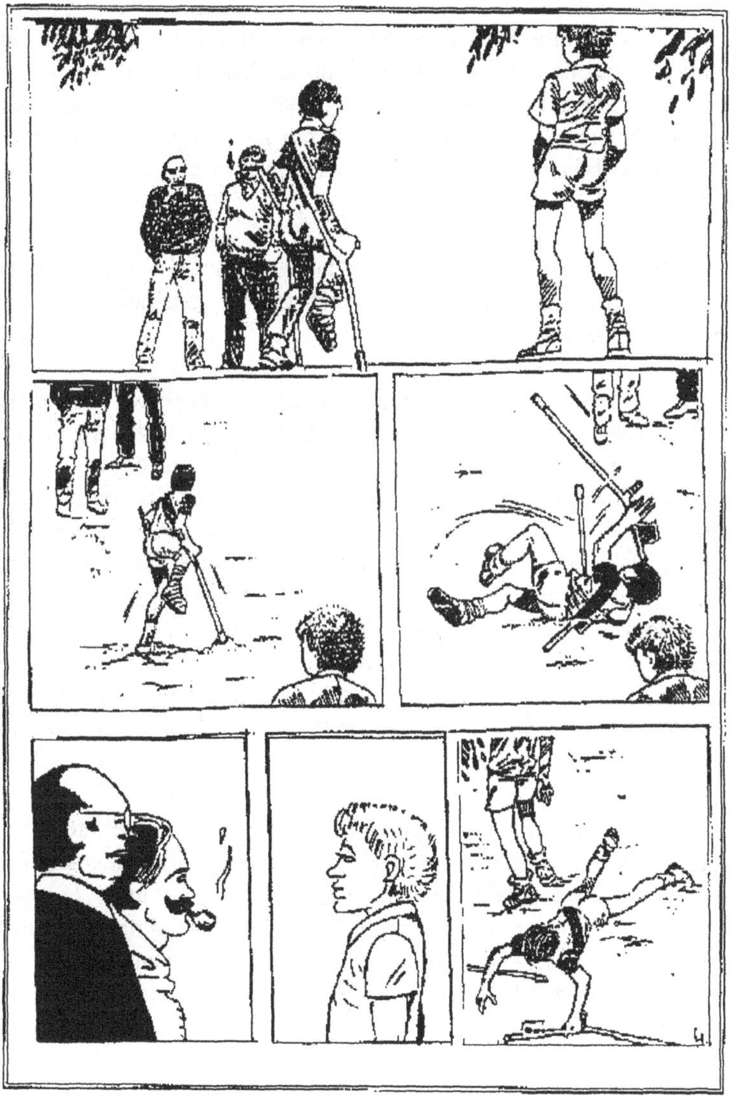

Résultats et commentaires

Sans reprendre ici l'ensemble des justifications projetées ou des rationalisations recueillies, nous désirons tout de même souligner celles qui reflètent le stress suscité par la situation testée, mais aussi l'absence évidente de préparation de l'enfant, le manque de confiance en ses possibilités et un développement social apparemment insuffisant.

Nous avons été frappés par la fréquence des justifications basées sur la peur même si cette rubrique paraît hétérogène et comporte des peurs différentes.

De nombreux enfants ont cité la peur suscitée par la victime, c'est-à-dire la peur d'être agressé physiquement ou verbalement ou, parfois, la peur d'être jugé responsable de l'incident (quinze occurrences), la peur de faire mal à la victime - donc de ne pas être compétent - (vingt-quatre occurrences), ou la peur du ridicule (trente-neuf occurrences). La peur du ridicule spontanément invoquée, surtout par les enfants de douze ans, n'a été que rarement relevée lors de l'administration de la planche 1 caractérisée par l'absence de témoin. Nous pouvons donc penser qu'elle a été provoquée par le jugement attribué aux autres témoins dont le rôle inhibiteur avait déjà été enregistré dans de nombreuses expérimentations précédentes.

À ces réactions, nous pouvons ajouter celles qui reflètent une projection complémentaire suscitée vraisemblablement, elle aussi, par la peur telle *la méchanceté de la victime* (soixante et une occurrences).Dans ce dernier cas, tout se passe comme si le sujet tentait de se libérer de son propre sentiment d'anxiété ou de culpabilité en alléguant la méchanceté dont la victime avait fait preuve antérieurement. Dès lors c'est elle qui doit assumer la responsabilité de ce qui lui est arrivé !

De telles observations tendent à confirmer les comportements adoptés dans la vie réelle et corroborent le stress que nous y avions mis en évidence, mais également l'inadaptation du jeune à une situation nouvelle de ce type face à laquelle il est totalement désemparé.

D'autre part, une cinquantaine de réponses centrées sur l'état émotionnel du témoin (*je suis triste, je suis fatigué, je ne suis pas bien*), montrent sans doute que les préoccupations personnelles de l'enfant l'emportent par rapport à l'intérêt accordé à autrui et permettent d'avancer l'hypothèse d'une carence au niveau du sentiment social en prenant cette expression dans le sens de *sentiment de communion humaine.*

Enfin, des justifications de la non-intervention basées sur l'appartenance de la victime à un autre groupe - *je ne le connais pas* (quarante occurrences), *il n'est pas mon copain..* - permettent de conclure à un manque d'empathie et, en l'absence de relations amicales, à une certaine indifférence même dans une situation d'urgence.

XIV.

ETUDE DU COMPORTEMENT D'ABSTENTION CHEZ L'ENFANT [28]

Introduction

Les résultats obtenus lors de l'utilisation de l'épreuve projective demandaient, si possible, à être validés ou tout au moins à être confirmés en recourant à d'autres procédures.

Nous avons donc mis au point une investigation différente qui allait permettre de confronter un échantillon d'élèves du même âge à des situations critiques semblables, mais, cette fois, sur le terrain et, plus précisément, à l'occasion d'activités se déroulant dans le cadre de la vie scolaire quotidienne.

[28] M. Frydman, L. Ledru, V. Valentin (1992)

Comme dans la recherche précédente, nous nous intéressions principalement au comportement de fuite ou d'abstention.

Les raisons invoquées par des enfants de neuf et de douze ans afin d'expliquer le non-intervention, allaient-elles se différencier des justifications projetées sur les personnages des bandes dessinées ? Allaient-elles confirmer un effet de diffusion de responsabilité, de pluralistic ignorance ou d'influence sociale normative par exemple ?

Dans ce cas, nous devions nous attendre à enregistrer des justifications différentes lorsque des témoins adultes sont présents dans une situation d'urgence.

Hypothèses à tester

1) La présence d'adultes passifs réduit la fréquence des interventions.

2) Chez les enfants de douze ans, le comportement d'aide est moins fréquent que chez les enfants de neuf ans.

Questions latérales

1) Les processus *d'influence sociale normative*[29], *de diffusion de responsabilité*, de *pluralistic ignorance* ont-ils une incidence sur le comportement de l'enfant ?

2) Les raisons de l'abstention sont-elles différentes selon la situation dans laquelle l'enfant est place ?

---

[29] L'infkuence sociale normative est déterminée par la connaissance de la présence d'autres témoins et suppose que ces derniers soient conscients des réactions du sujet

Les situations expérimentales

L'expérience était présentée à des enfants de neuf à dix ans et, d'autre part, à des enfants de onze à douze ans, comme un jeu faisant appel à la culture générale. Le jeu devait s'effectuer en deux temps. La première partie allait avoir lieu dans la classe, tandis que la seconde était prévue dans un autre local, mis à notre disposition par l'école, qui était séparé du premier par la cour de récréation. C'est à cet endroit que l'enfant devait être confronté à une situation d'urgence.

Deux sous-groupes avaient été constitués et toutes les dix minutes un enfant était amené à quitter la classe afin de poursuivre le jeu dans le second local. En traversant la cour de récréation, le sujet était confronté à la chute d'un adulte qui se déplaçait, à l'aide d'une béquille, et en boitant, dans l'une des quatre situations expérimentales élaborées (voir graphiques).

Le comportement de l'enfant était relevé par un membre de l'équipe et, avant d'arriver dans le deuxième local, l'enfant était invité à expliquer son abstention éventuelle (ou les raisons de son intervention).

Quatre situations quelque peu différentes ont donc été testées dans lesquelles la victime était chaque fois l'adulte évoqué plus haut.

Situation 1

La première situation était caractérisée par l'absence de témoins (voir graphique n°10).

Graphique n° 10

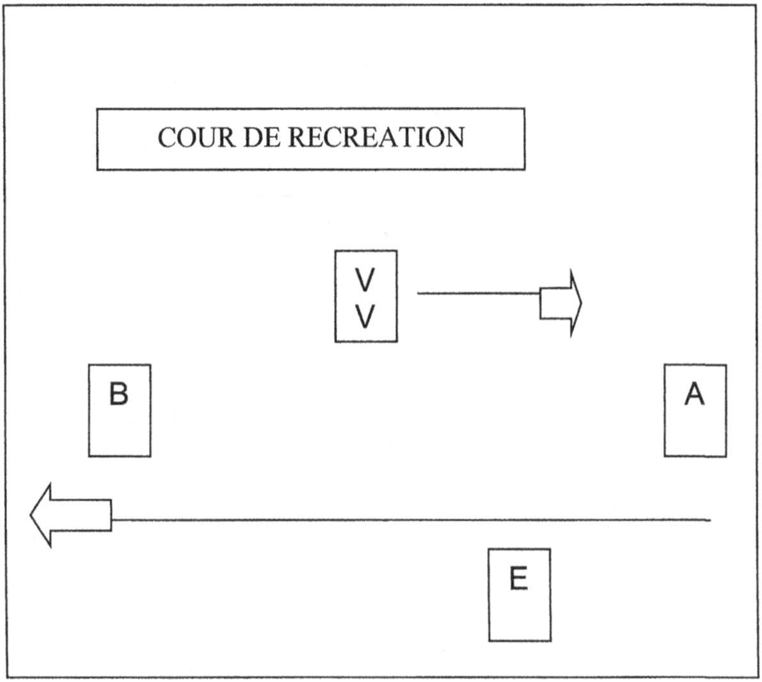

Légende : A = premier local
B = second local
E = enfant testé
V = victime adulte

Le complice qui assurait le rôle de la victime simulait la chute lorsque l'enfant se trouvait à une distance d'environ trois mètres.

Situation 2 : diffusion de responsabilité

Deux adultes dont le regard était dirigé vers la victime étaient présents dans la cour de récréation. La chute avait lieu lorsque la distance qui séparait la victime de l'enfant était approximativement de trois mètres (voir graphique n°11). Les témoins s'abstenaient d'intervenir tout en ne cessant pas d'observer la victime.

Graphique n° 11

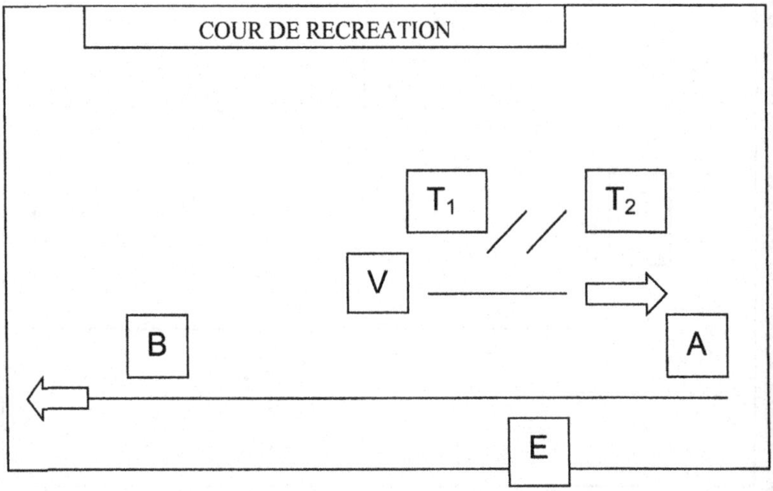

Légende :

T_1 = premier témoin adulte
T_2 = second témoin adulte

Situation 3 : influence sociale normative

Les deux témoins avaient dans leur champ visuel la victime et l'enfant observés simultanément et le sujet devait forcément s'en rendre compte (voir graphique n°12).

Graphique n°12

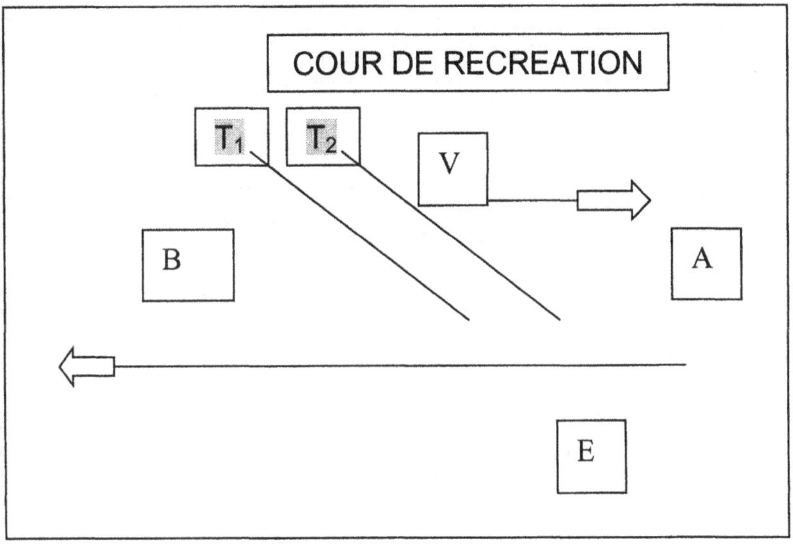

Situation 4 : témoins passifs (pluralistic ignorance)

Dans la quatrième situation, les deux témoins se déplaçaient dans la cour face au complice adulte, tout en tournant le dos à l'enfant. Lorsqu'ils arrivaient à la hauteur de la victime, celle-ci s'affalait sur le sol, mais les deux témoins la dépassaient en ne l'aidant pas (graphique n°13)

Graphique n° 13

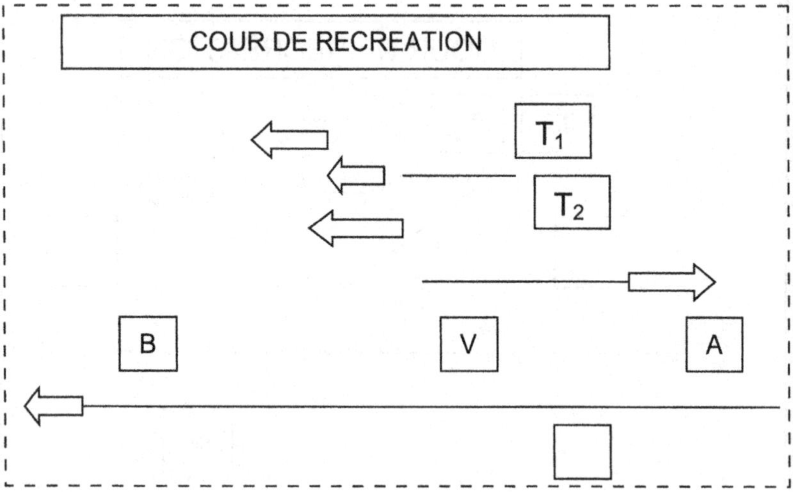

Légende :

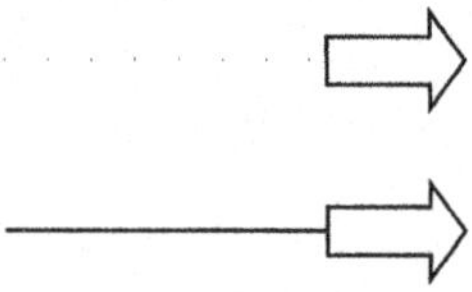

direction du regard

sens de la marche

Notons que, dans un souci de standardisation, les trois mêmes individus ont assumé le rôle des témoins et de la victime dans les 169 mises en situation. Précisons encore que 87 enfants de neuf à dix ans et 82 enfants de 11 à 12 ans participèrent à l'expérience et ils ont été répartis de manière plus ou moins égale dans les quatre situations expérimentales.

Résultats

Nous nous attendions, comme dans l'ensemble de nos recherches antérieures, à un taux important d'abstentions. Si les 77 % enregistrés représentent une légère diminution par rapport aux résultats habituellement observés, nous pouvons probablement l'expliquer par la proximité de la victime et l'inévitable prise de conscience de son handicap.

Seuls 22 sujets sur 169, soit 13,6 %, ont tenté de secourir eux-mêmes la victime, tandis que 9,6 % d'entre eux ont voulu faire appel à l'aide indirecte (voir graphique n°14).

Graphique n° 14

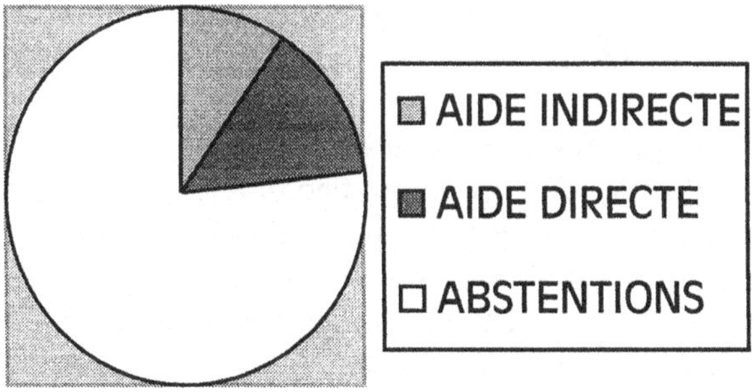

Les justifications

Soulignons, avant tout, la faible proportion des intervenants puisque seulement 23 % des enfants ont réagi par une conduite d'aide directe ou indirecte.

Quant aux raisons invoquées pour expliquer la non-intervention, nous les avons classées en dix catégories :

1) la peur (peur de la victime, d'être jugé responsable ...)
2) l'incompétence (peur de faire mal)
3) l'égoïsme du témoin
4) l'action en cours
5) la capacité de la victime à s'en sortir seule (absence de gravité)
6) la victime était inconnue
7) l'âge, le poids ou la taille de la victime
8) le choc affectif
9) la diffusion de responsabilité
10) divers.

Les résultats enregistrés dans les quatre situations expérimentales font apparaître une différence nette entre la situation sans témoins – où l'aide est plus fréquente –et les trois autres (écart significatif à $p < .02$) entre lesquelles il n'y a pas de différence significative et où l'abstention se produit dans 90 % des cas. La présence de témoins adultes passifs entravait donc bien le comportement d'aide de l'enfant vis-à-vis de la victime.

L'observation des sujets a permis de constater, qu'avant d'agir, ils fixaient les adultes dont ils s'efforçaient d'appréhender la réaction. Certains détournaient le regard et accéléraient l'allure apparemment pour fuir plus rapidement les conditions qui leur étaient imposées. Sans doute, l'enfant réagissait-il surtout, alors, à son état émotionnel dans la mesure où, trop démuni face à une situation à laquelle il n'avait pas été préparé, il cherchait à échapper au stress et il y réussissait jusqu'à un certain point en adoptant un comportement de fuite. De plus, dans une telle occurrence, s'il intervenait, l'enfant avait tendance à privilégier l'aide indirecte. Quant à l'abstention, elle était justifiée par la croyance en l'intervention des adultes - diffusion de responsabilité – qui peut apparaître comme une rationalisation.

Enfin, si nous comparons le comportement des enfants de 11 à 12 ans à celui des sujets de 9 à 10 ans, nous constatons que dans la situation testée les aînés aident plus souvent eux-mêmes (19,5 % contre 6,9 %) avec un écart significatif à $p < .03$, mais nous enregistrons aussi une fréquence plus grande de l'aide indirecte chez plus jeunes.

Les justifications avancées par les sujets ne répondent pas aux critères de la *pluralistic ignorance* ou de *l'influence sociale normative*. Par contre, certaines réponses suivant lesquelles les témoins auraient pu intervenir eux-mêmes laissent apparaître une diffusion de responsabilité.

D'une manière générale, les raisons avancées recoupent assez largement celles obtenues à la suite de l'application de l'épreuve projective. C'est ce qui se passe pour toutes celles qui reflètent l'état de stress : la peur (peur de la victime, peur de lui faire mal, peur d'être jugé responsable, peur d'être ridicule ...), l'incompétence, le choc affectif, la victime qu'on ne connaît pas.

Nous relevons également d'autres rationalisations parmi lesquelles nous pouvons citer la *capacité de la victime de s'en sortir seule, l'absence de gravité de l'incident, l'âge et le poids de la victime.*

Mais quel est l'intérêt majeur de la mise en évidence de ces rationalisations ? Est-il possible de les exploiter dans un programme de prévention ? Nous le pensons. L'étude du comportement adopté par des sujets non préparés devrait permettre aux bénéficiaires du programme de comprendre tant la cause du stress que le recours aux rationalisations. Nous pouvions donc tester son incidence lors de nouvelles expérimentations.

XV.

LE COMPORTEMENT D'ABSTENTION CHEZ L'ENFANT A L'EGARD DE L'UN DE SES PAIRS

JUSTIFICATION DE L'ABSTENTION (30)

Introduction

Dans le cadre de l'expérimentation suivante, nous avons réétudié le comportement d'aide et d'abstention chez l'enfant, mais en le confrontant, cette fois, à une victime du même âge.

Comme dans la recherche antérieure, nous nous sommes intéressés particulièrement à la justification de l'abstention. Les processus de *diffusion de responsabilité*, d'*influence sociale normative* ou de *pluralistic ignorance* allaient-ils se retrouver lors de l'analyse des

[30] M. Frydman, L. Ledru, C. Seghi

arguments invoqués si le sujet évitait d'intervenir en faveur d'un de ses pairs ?

Dans cette expérience, nous avons tenu compte de certaines caractéristiques personnelles, à savoir l'âge, le sexe et la taille de la fratrie.

Hypothèses de travail

1. La présence d'adultes passifs réduit la fréquence des interventions de l'enfant en faveur de l'un de ses pairs.
2. La justification de l'abstention ne se différencie pas de celle avancée pour une victime adulte..

Questions latérales

1. La fréquence des interventions varie-t-elle en fonction de l'âge de l'enfant ?
2. La fréquence des interventions varie-t-elle en fonction de la taille de la fratrie ?

Dispositif expérimental

La situation expérimentale était identique à celle élaborée pour la recherche précédente à l'exception du rôle de la victime assumé par un enfant extérieur à l'école choisie et qui avait été spécialement entraîné.

Trois situations testées ont été mises au point en respectant les conditions énoncées par S. H. Schwartz et A. Gottlieb (1976) afin de vérifier l'induction éventuelle d'un processus de diffusion de responsabilité, d'influence sociale normative ou de pluralistic ignorance.

Rappelons que la diffusion de responsabilité implique la prise de conscience par le sujet de la présence d'autres témoins. Pour favoriser l'influence sociale normative, les témoins devaient pouvoir observer les réactions du sujet et cette observation avait des chances d'inférer chez ce dernier, une interprétation particulière quant aux conduites attendues de sa part. Enfin, la plurastic ignorance est susceptible de se produire lorsque le sujet prend conscience des conduites ou des commentaires des autres témoins.

Dans la première condition, la victime s'écroulait lorsque le sujet – seul témoin présent – était à trois mètres. Dans la deuxième, deux témoins adultes étaient présents dans la cour de récréation et leur regard était dirigé vers la victime. Dans la troisième, les deux témoins regardaient à la fois l'enfant naïf qui traversait la cour de récréation et l'enfant-complice qui s'écroulait. Dans la quatrième, les deux témoins passifs s'avançaient dans la cour en faisant face à la victime-complice tout en tournant lez dos au sujet naïf. Lorsqu'ils arrivaient à la hauteur du complice, celui-ci simulait la chute, tandis que les deux témoins poursuivaient leur route.

Pour chacune des conditions, nous avons constitué un groupe d'une vingtaine d'enfants de neuf à dix ans et un groupe d'une vingtaine d'enfants de onze à douze ans. Au total, l'échantillon était composé de 171 sujets.

L'analyse des résultats

Les résultats d'ensemble sont assez comparables à ceux obtenus pour une victime adulte puisque 14,93 % des sujets ont tenté de secourir la victime et 6,30 % ont privilégié l'aide indirecte (voir graphique n°15) contre 13,6 % et 9,4 % pour une victime adulte. Le comportement d'abstention a concerné 78,77 % des participants alors que nous l'avions observé dans 77 % des cas pour l'adulte.

Graphique n° 15

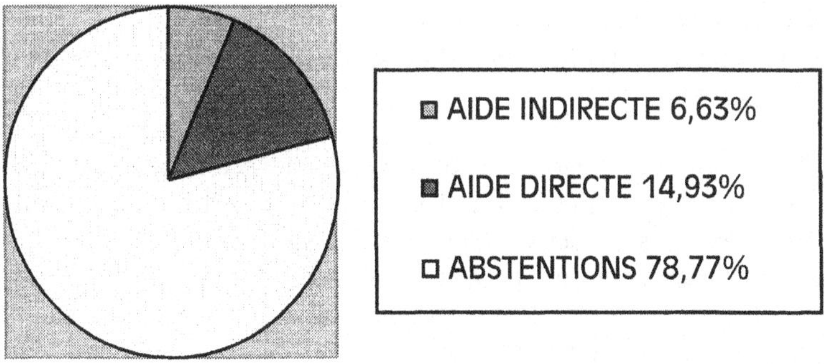

Nous avons noté un comportement d'aide significativement moins élevé lors la présence de témoins adultes passifs. En effet, 27,5 % des sujets isolés ont tenté d'intervenir, alors qu'en présence d'adultes passifs, nous n'avons relevé que 12,21 % (écart significatif à $p < .015$). Cette condition favorise donc le comportement d'abstention et nous pouvons considérer que les résultats obtenus tendent à corroborer notre première hypothèse.

Afin de tenter de déterminer si l'un ou l'autre des processus évoqués plus haut permet d'expliquer les nombreuses abstentions, nous avons comparé la fréquence des interventions dans les trois situations. Or, cette comparaison n'a pas fait apparaître d'écart significatif entre les trois conditions élaborées en fonction des recommandations de S. H. Schwartz et A. Gottlieb.

Nous pouvons supposer que les mises en scène n'ont pas permis de privilégier l'incidence de l'un des processus indépendamment des deux autres. Il n'est pas impossible que chaque situation ait suscité, jusqu'à un certain point, l'émergence des deux autres. En effet, les réponses données lors des interviews tendaient à montrer que les enfants n'ont pas vécu le processus propre à la condition à laquelle nous tentions de les confronter.

Nous sommes cependant amenés à mettre l'accent sur l'absence de préparation des sujets à pareille situation et sur les carences déjà soulignées, à plusieurs reprises, de la formation sociale, notamment au sein de l'institution scolaire. L'interaction entre ces carences et la présence d'adultes passifs - toutes situations confondues - a pu favoriser, dès lors, l'adoption d'un comportement d'abstention.

Si nous n'avons pas observé d'incidence du sexe ou de l'âge, l'accroissement significatif de l'aide relevée chez des sujets issus d'une fratrie de plus de deux enfants (écart significatif à p <04) est sans doute un argument qui permet d'étayer le point de vue avancé par N. Eisenberg (1986) relatif à la socialisation supérieure dans les familles nombreuses.. (Voir tableau n°8)

Nous avons encore analysé les justifications conscientes à l'aide desquelles les enfants ont expliqué leur abstention. Dans l'ensemble, les raisons avancées ne sont pas fondamentalement différentes de celles obtenues lorsque la victime était un adulte et notre deuxième hypothèse se trouve donc confirmée. On y retrouve la peur (la peur d'être agressé, la peur d'une victime inconnue, la peur du ridicule ...) le choc affectif, l'incompétence, etc., mais aussi des rationalisations déjà rencontrées (j'étais pressé, on m'avait dit d'aller dans l'autre classe ...)

Tableau n° 8

Pourcentages d'abstentions en fonction de la fratrie

Taille de la fratrie			
	1 enfant	2 enfants	3 enfants et plus
Aide	11,86	14,84	29,76
Abstentions	88,14	85,71	70,24

XVI.

LE DEVELOPPEMENT DE L'ATTITUDE ALTRUISTE

EXPERIMENTATION D'UN PROGRAMME D'EDUCATION SOCIALE [31]

Les données du problème

Nous savons que la sociabilité et l'ensemble des qualités requises par l'établissement d'une relation interpersonnelle harmonieuse avec l'entourage se développent dès le début de la vie et, d'abord, dans le contexte des liens noués avec les parents.

Ultérieurement, les éducateurs des différents groupes au sein desquels l'enfant ou l'adolescent sont amenés à s'insérer, complètent l'action des parents. Dans le cadre des influences extra-familiales, l'école est évidemment l'instance dont le rôle a le plus de chances de s'avérer décisif et, en fonction des finalités qui lui sont proposées aujourd'hui, elle devrait contribuer puissamment à l'adaptation de l'individu non seulement sur le plan intellectuel, mais également sur

---

[31] M. Frydman et L. Ledru, V. Hofmans, F. Mouassi et C. Molinier

tous les plans. Or, les recherches entreprises dans le secteur du comportement d'aide ont montré, sans la moindre ambiguïté, que les objectifs sociaux de l'éducation ne sont pas atteints.

Telle est la constatation qui nous a conduits, après avoir enregistré chez l'enfant une régression du comportement d'aide en fonction de l'âge, à nous intéresser plus spécialement au développement de l'attitude altruiste en milieu scolaire.

Les résultats obtenus au cours de nos expérimentations antérieures tendaient à confirmer l'hypothèse suivant laquelle un programme scolaire approprié est effectivement susceptible de s'avérer efficace. Nous avons cependant considéré qu'il était nécessaire, afin de valider cette conclusion, de répéter l'expérience avec d'autres échantillons en tentant, de surcroît, de répondre à certaines questions particulières. Nous nous sommes demandé si, dans une situation critique, un changement comportemental pouvait être également attendu lorsque la victime est un adulte ou un enfant. De plus, nous avons cru opportun de comparer, dans ce cas, la fréquence des interventions chez des enfants qui avaient bénéficié préalablement d'une action éducative à caractère social à l'occasion de la fréquentation d'un mouvement de jeunesse et, d'autre part, aux écarts éventuels entre garçons et filles.

Les observations effectuées chez l'adulte avaient donné des résultats assez différents au regard des réactions liées au sexe de l'intervenant qui paraissent être fonction de nombreux facteurs (K. Gergen et al., 1972). Chez l'enfant, l'influence du sexe sur le comportement d'aide n'avait pas été étudiée de manière systématique. Dans nos propres recherches, les garçons s'étaient toutefois révélés plus sensibles que les filles à l'action éducative. En ce qui concerne l'impact de l'appartenance à un mouvement de jeunesse, aucune étude précédente n'en avait fait état. La question qui se posait était de savoir si la fréquentation d'un tel groupe pouvait contribuer au développement de l'attitude altruiste.

Hypothèses de travail et questions latérales

Nous avons repris nos hypothèses précédentes en les appliquant, cette fois, à une situation critique à laquelle était confronté un adulte.

1. dans une situation critique, les enfants de douze ans évitent généralement d'intervenir en faveur d'un adulte.

2. un programme à caractère multidimensionnel - axé sur le développement de l'attitude altruiste - s'accompagne d'un effet de transfert et accroît le taux des interventions dans une situation qui n'avait pas été rencontrée précédemment.

3. la fréquence du comportement d'aide diminue entre neuf et douze ans chez les enfants qui n'ont pas bénéficié d'une formation spécifique.

Dans le même contexte, nous nous sommes posé les questions latérales suivantes:

1. une action éducative prolongée a-t-elle un impact différent selon l'âge?

2. a-t-elle des effets différents selon les sexes des sujets?

3. est-elle favorisée par la fréquentation d'un mouvement de jeunesse?

Constitution des échantillons

Un échantillon occasionnel composé, au total, de 180 enfants provenant de cinq écoles situées dans un quartier favorisé de Bruxelles, ont participé à l'expérience. Un groupe expérimental et un groupe de contrôle de niveau socio-culturel semblables ont été constitués, chacun à partir de classes de quatrième et de sixième années primaires. L'équivalence de ces échantillons au regard des variables *sexe* et *appartenance à un mouvement de jeunesse* a été vérifiée. Notons toutefois que les filles étaient plus nombreuses en sixième année (42 filles pour 25 garçons), tandis qu'en quatrième année, les deux sexes étaient assez également représentés (54 filles pour 59 garçons). Par ailleurs, 33 garçons et 29 filles fréquentaient un mouvement de jeunesse.

Trois des expérimentateurs ont assuré l'animation des neuf séances du programme éducatif proposé en se chargeant, chacun, de trois séances identiques dans toutes les classes du groupe expérimental.

Le traitement

Nous avons élaboré un programme qui ne se différenciait pas fondamentalement du précédent et il comportait également neuf séances. L'approche était, cette fois encore, pluridimensionnelle et nous comptions sur les effets complémentaires de techniques différentes, non seulement pour amener les bénéficiaires à éviter la réaction de fuite, mais nous espérions encore, au-delà de la probabilité accrue du comportement d'aide, pouvoir nous prononcer quant aux possibilités offertes par le traitement au regard du *développement de l'attitude altruiste.*
G183

Comme au cours des expérimentations antérieures, nous avons permis aux élèves, dans un premier temps, de découvrir l'écart considérable qui sépare les affirmations conscientes d'individus invités à prévoir leurs réactions, des conduites adoptées dans la réalité. L'analyse des prévisions d'adultes et, d'autre part, l'analyse des propres prévisions des élèves, a donné lieu, dans un second temps, à une confrontation avec les témoignages rapportés par la presse, avec les résultats relevés dans les recherches déjà publiées, ou encore, avec l'observation d'individus filmés, à leur insu, dans une situation de la vie quotidienne.

Par la suite, les jeux de rôle ont entraîné l'implication émotionnelle des enfants et renforcé la motivation à l'action. Dans ce contexte, où les enjeux étaient forcément dédramatisés, les sujets avaient l'occasion d'expérimenter les interventions qui leur apparaissaient comme les plus appropriées. Les séquences se prolongeaient nécessairement par une discussion de groupe. Celle-ci permettait aux élèves d'exprimer leur vécu ou, à d'autres moments, d'examiner l'ensemble des réactions possibles pour identifier, chaque fois, la plus opportune d'entre elles, après un échange de vues mutuellement enrichissant.

Nous avons également sollicité la collaboration d'un spécialiste de la Croix-Rouge qui a initié les élèves à certaines techniques et ces dernières ont été appliquées lors de nouveaux jeux de rôle.

L'élaboration, par les bénéficiaires, de documents destinés à sensibiliser d'autres enfants aux problèmes posés, la préparation d'une expérience qui a permis de relever les effets de la présence de témoins, la prise en considération de variables susceptibles d'entraver l'intervention, l'analyse des motifs habituellement avancés par les adultes et les enfants qui avaient adopté un comportement de fuite, la clarification et la prise de conscience de ce processus complexe qu'est la rationalisation, ont complété le traitement.

En résumé, si le programme présentait d'incontestables similitudes avec le précédent – dont l'efficacité avait tout de même été confirmée -, il s'en distinguait aussi, car les nombreuses informations réunies auparavant ont favorisé une préparation plus minutieuse de chacune des étapes et une meilleure adaptation des moyens mis en œuvre à l'objectif terminal.

L'évaluation post-expérimentale

L'évaluation a été réalisée, six semaines après la fin du traitement, par un membre de l'équipe de sexe féminin qui n'était pas intervenue au cours de la phase initiale, et à l'aide de deux épreuves différentes. Celles-ci se sont déroulées au cours d'une même entrevue entre l'enfant et l'expérimentateur.

Chaque élève était appelé individuellement dans un local ou l'adulte lui demandait quelques renseignements personnels (âge, profession des parents, appartenance éventuelle à un mouvement de jeunesse).

En invitant l'enfant à s'asseoir, l'interlocutrice le mettait en garde à propos de l'état de l'une des chaises (*attention, ne t'assieds pas sur cette chaise, elle est abîmée et tu pourrais tomber !*). Aussitôt l'enfant installé, l'adulte lui donnait une fiche signalétique à compléter et quittait le local. Pendant son absence, un autre membre de l'équipe entrait pour demander une fiche à son collègue. Après avoir patienté durant quelques instants, le temps nécessaire à l'enfant pour répondre au questionnaire, il faisait mine de s'asseoir sur la chaise prétendument endommagée. L'enfant avait alors la possibilité d'avertir du danger ou de s'abstenir (test n° 1), mais, dans aucun cas, la chute ne s'est produite, rendant ainsi, *a posteriori*, l'événement anodin.

À son retour, l'expérimentatrice fournissait le document à son collègue et celui-ci quittait la pièce. Après avoir présenté un questionnaire *alibi* à l'enfant, l'adulte l'accompagnait jusqu'à la porte, le remerciait et lui demandait d'appeler l'élève suivant. À peine l'enfant s'était-il écarté du local que lui parvenait, par la porte laissée entr'ouverte, un cri de détresse émis par la jeune femme qu'il venait de quitter. Le sujet avait la possibilité de revenir sur ses pas pour tenter de venir en aide à la *victime* ou de continuer sur sa lancée pour rejoindre sa classe (test n° 2).

Au moment de l'incident, aucune autre personne ne se trouvait dans le couloir et tout phénomène de diffusion de responsabilité était donc exclu. En outre, l'expérience s'est déroulée en *double aveugle* de façon à éviter certains biais susceptibles d'êtres introduits lors de l'évaluation.

Analyse des résultats

Les entretiens auxquels nous avons soumis les élèves après l'expérience, ont permis de vérifier qu'aucun d'entre eux ne s'est rendu compte du caractère simulé de la situation créée lors du post-test. Deux ou trois enfants ont regretté de ne pas avoir été informés préalablement du contenu réel de l'expérience, mais, d'une manière générale, les réactions des sujets furent favorables et enthousiastes.

Le tableau n° 8 présente les résultats obtenus, à savoir, les fréquences et les pourcentages d'aide enregistrés dans les différents groupes, tandis que les niveaux de signification seront commentés plus loin.

Rappelons que la première épreuve post-expérimentale, celle de la « chaise », n'entraînait pour le sujet qu'un coût peu élevé puisqu'il s'agissait essentiellement de signaler qu'elle était endommagée. La seconde, au contraire, exigeait réellement l'adoption d'un comportement d'aide dont le coût pouvait paraître élevé. L'enfant, en effet, devait décider, à la suite du cri entendu, de revenir sur ses pas pour secourir la *victime* en ignorant totalement le type de problème qu'il aurait à affronter.

Tableau n° 8

Fréquences d'interventions aux post-tests

	Test 1		Test 2	
	contrôle	expérimental	contrôle	expérimental
Global	7 (17,2%)	25 (34,7%)	6 (6,1%)	16 (21,9%)
Quatrième	8 (13,3%)	18 (36,0%)	2 (3,3%)	8 (16,0%)
Sixième	9 (23,1%)	7 (31,8%)	4 (10,3%)	8 (34,8%)
Filles	9 (16,7%)	14 (41,2%)	4 (7,4%)	12 (34,3%)
Garçons	8 (17,8%)	11 (29,0%)	2 (4,4%)	4 (10,5%)
Mvt jeunesse	7 (20,6%)	10 (38,5%)	2 (5,9%)	7 (25,9%)
Non mvt jeunesse	10(15,4%)	15 (33,3%)	4 (6,2%)	9 (20,0%)

Conformément à notre première hypothèse, les enfants du groupe de contrôle se sont généralement abstenus d'intervenir dans les deux situations critiques auxquelles nous les avons confrontées, à savoir celle requérant une intervention de coût peu élevé (test 1) et celle appelant une réaction dont le coût apparaissait nécessairement comme beaucoup plus important (test 2).

Le programme éducatif proposé a incontestablement eu une incidence. L'aide a été apportée bien plus fréquemment dans l'échantillon expérimental. L'écart entre les deux groupes est significatif à chacune des deux épreuves post-expérimentales ($p < .05$ et à $.01$ au $\chi 2$) pour les quatrième et sixième années réunies. Le seuil de signification est également atteint dans ces classes lorsqu'elles sont considérées isolément au second test.

Nous préciserons encore que les sujets n'ont pas manifesté moins fréquemment le comportement d'aide à douze ans qu'à neuf ans quel que fût le coût de l'intervention. Notre troisième hypothèse n'a donc pas été confirmée. Par contre, lorsque l'intervention est plus coûteuse, le programme d'éducation sociale se révèle plus efficace en sixième qu'en quatrième. Notons encore que, parmi les classes du groupe de contrôle, l'abstention est aussi importante dans l'un et l'autre sexes. En revanche, le programme s'est avéré plus efficace, globalement, auprès des filles confrontées à une demande d'assistance plus coûteuse pour les quatrième et sixième années confondues et la différence paraît plus marquée à douze ans qu'à neuf ans.

Enfin, en aucun cas, dans notre recherche, les enfants affiliés à un mouvement de jeunesse ne se sont signalés par une sollicitude particulière à l'égard de la *victime* tant au premier qu'au second post-test.

Conclusions

L'expérimentation a permis de tirer trois conclusions essentielles. En premier lieu, les résultats ont corroboré l'hypothèse suivant laquelle des enfants de neuf à douze ans, dans leur grande majorité du moins, ne recourent pas spontanément à un comportement d'aide en faveur d'un individu confronté à une situation critique. Les résultats obtenus ne diffèrent pas, dans l'ensemble, de ceux enregistrés à l'occasion des études antérieures (E.

Staub, M. Frydman et J.P. Tumelaire, M. Frydman et G. Ritucci, M. Frydman et J. C.Mesdagh).

Deuxièmement, le comportement d'aide attendu par la *victime* ne se développe pas non plus grâce à la maturation, ni grâce à l'expérience personnelle acquise, par exemple, lors de la fréquentation d'un mouvement de jeunesse ou dans le milieu scolaire traditionnel.

En troisième lieu, notre recherche a cependant aussi confirmé les possibilités offertes par un programme d'éducation sociale à caractère multidimensionnel au regard du développement de l'empathie et, selon toute vraisemblance, de l'attitude altruiste.

Dans la mesure où le traitement, en étant suffisamment étalé dans le temps, exige le recours à une série de techniques différentes qui forcent l'élève à analyser des situations critiques et à identifier la réaction la plus adéquate, un changement important du comportement est enregistré. Les écarts significatifs obtenus dans des conditions fort différentes ne peuvent être attribués au hasard et résultent donc nécessairement des stratégies éducatives mises en place.

XVII.

UNE FORMATION D'ENSEIGNANTS

(32)

Objet de la recherche

Nos premières recherches entreprises chez l'enfant avaient fait apparaître une diminution assez étonnante du comportement d'aide entre neuf et douze ans. La dégradation de la tendance altruiste devait s'expliquer, pensions-nous, par les carences de l'éducation scolaire dans le cadre de laquelle le développement social n'est apparemment pas une préoccupation prioritaire, mais vraisemblablement aussi par le recours à une méthodologie inappropriée.

D'une manière générale, l'école reste centrée essentiellement sur les aspects cognitifs et ne prépare pas l'enfant à s'adapter à une situation inhabituelle, ni surtout à assumer ses responsabilités sociales.

---

[32] M. Frydman et K. Dusaucois

Cette hypothèse paraissait confirmée par les résultats que nous avons obtenus à la suite de l'application d'un programme pourtant limité à deux mois. Nous pouvions supposer que des séances plus nombreuses et un programme multidimensionnel davantage étalé dans le temps étaient susceptibles de favoriser le développement de l'attitude altruiste et l'adoption de véritables comportements sociaux.

Nous avons donc poursuivi nos expérimentations en augmentant la fréquence des interventions et la durée du traitement tout en adaptant, autant que possible, les moyens utilisés à l'objectif terminal.

Les comportements mis en jeu, après l'administration de notre programme, par des sujets âgés de douze ans à peine, tendaient à montrer que nous étions sur la bonne voie. Toutefois, si nous visons une généralisation de la préparation à la vie sociale, les enseignants doivent évidemment se charger eux-mêmes de cet aspect de l'éducation qui ne peut pas se limiter au temps réservé à une expérimentation, mais devrait s'insérer dans les activités scolaires quotidiennes.

Dans la mesure où la formation initiale des maîtres ne prévoit pas encore un module de ce type, nous avons cru utile de tester et d'évaluer les possibilités offertes par une formation complémentaire qui a été organisée avec la collaboration des inspecteurs du cours de morale.

Hypothèses fondamentales

Nous avons formulé les hypothèses de travail suivantes :

1. une formation complémentaire d'enseignants centrée sur une approche multidimensionnelle leur permet d'élaborer des séquences didactiques visant au développement de l'attitude altruiste des élèves.

2. la participation volontaire accroît l'efficacité de la formation

3. l'étalement de la formation dans le temps accroît son efficacité

Constitution des échantillons

Les formations eurent lieu dans plusieurs villes différentes de la région francophone du pays. Au départ, l'échantillon total comptait 109 enseignants, mais 24 d'entre eux ont renoncé en cours de route, tandis que les 85 autres ont participé à l'ensemble des séances prévues.

Les bénéficiaires ont été répartis au sein de neuf sous-groupes constitués par les autorités administratives. Certains ont sollicité eux-mêmes la participation à la formation après avoir pris connaissance du projet, alors que, pour d'autres, elle a été imposée ou vivement souhaitée par la direction de l'institution scolaire. Pour 44 d'entre eux, la formation a comporté six séances, tandis que pour 63 autres, elle était limitée à trois séances seulement.

Enfin, nous avons encore constitué un groupe de contrôle de vingt enseignants également responsables du cours de morale - mais qui n'avaient pas bénéficié d'une formation complémentaire - dont nous avons évalué les productions dans les mêmes conditions que pour leurs collègues des groupes expérimentaux.

Le programme

La séance initiale a comporté la définition des finalités de la formation, ainsi qu'une sensibilisation aux problèmes posés par le comportement de fuite ou d'abstention mis en jeu dans une situation d'urgence par la grande majorité de nos citoyens. Nous nous sommes efforcés de réaliser cette sensibilisation par la présentation et la discussion des recherches classiques menées aux Etats-Unis et celles que nous avions effectuées à l'Université de Mons-Hainaut.

À l'issue de cette première séance, les enseignants ont été invités à préparer, pour la semaine suivante, un projet de leçon destinée à contribuer au développement de l'attitude altruiste comportant le choix d'un thème à exploiter, la spécification de l'objectif à atteindre et, si possible, une évocation très succincte des moyens.

Au cours de la deuxième séance, après le rappel des finalités, les enseignants ont présenté les projets qu'ils avaient élaborés. Leur nombre fut malheureusement assez limité puisque 45 % des maîtres n'en avaient préparé aucun.

Après l'exposé des programmes que nous avions déjà testés, nous avons tenté de susciter la participation active de ceux qui s'étaient abstenus en leur demandant, cette fois encore, de préparer, de manière sommaire, l'exploitation d'un thème.

Au cours des séances suivantes, les projets étaient discutés et les procédures retenues ont été analysées toujours dans une perspective d'appropriation des moyens aux objectifs. Nous avons également tenté d'aider les enseignants à surmonter les difficultés rencontrées sur le plan méthodologique, à mieux exploiter la vidéo, à animer un groupe d'élèves en recourant aux techniques non-directives et nous avons présenté *l'incitation au recueil d'informations, une stratégie didactique* centrée sur le travail personnel de l'élève qui doit résoudre les questions qui lui sont proposées en utilisant, en toute autonomie, le matériel de référence mis à sa disposition.

Les participants ont répondu à un questionnaire d'évaluation au cours de la cinquième séance, tandis que la sixième, organisée à la demande des participants, a été consacrée à la mise au point de séquences didactiques à partir des projets de certains enseignants.

Aux sous-groupes qui n'avaient bénéficié que de trois séances, les mêmes informations ont été communiquées de manière plus synthétique, mais la partie du programme relative à l'élaboration de séquences a nécessairement été réduite.

L'évaluation de la formation

Afin d'évaluer les effets de la formation, nous avons procédé à une série de comparaisons. Dans un premier temps, nous avons confronté les réalisations des participants des groupes expérimentaux à celles du groupe de contrôle. Ensuite, les projets des participants volontaires à ceux des non-volontaires.

Dans un troisième temps, nous avons confronté les séquences didactiques des sujets ayant bénéficié de trois séances à celles des sujets qui avaient participé aux six séances.

Enfin, nous avons comparé les réalisations des volontaires du sous-groupe à trois séances à celles des volontaires du sous-groupe à six séances.

Analyse quantitative

Notre analyse quantitative a consisté à relever le nombre de propositions soumises par les participants à la formation et, au cours d'une phase ultérieure de l'expérience, à comparer les réalisations des enseignants du groupe expérimental et du groupe de contrôle.

Après la première phase, les enseignants avaient exprimé spontanément leur satisfaction d'avoir pu prendre part à l'expérience à l'occasion de laquelle ils estimaient s'être déjà enrichis.

Nous pouvions donc nous attendre à une participation active des bénéficiaires plutôt qu'à un simple enregistrement d'informations par des sujets passifs.

C'est, par conséquent, avec un grand étonnement que nous avons constaté l'absence totale de proposition de séquence chez 45 % des participants dont la plupart, de surcroît, étaient des volontaires (voir tableau n°9). Or, dès la séance initiale, nous les avions clairement invités à réfléchir et à présenter un projet de leçon pouvant s'insérer dans un programme destiné au développement de l'attitude altruiste.

Tableau n° 9

Propositions de thèmes dans le groupe expérimental			
Qualité des propositions	Aucune proposition	Propositions faibles	Propositions riches
Effectifs	38 (45 %)	19 (22 %)	28 (33 %)

Etions-nous en présence d'une résistance au changement si souvent constatée dans toute formation complémentaire d'enseignants ? Notre tentative d'analyse qualitative allait fournir des éléments de réponse à la question posée et nous la reprendrons plus loin.

À la fin de la quatrième séance, nous avons demandé à tous les participants de réaliser une séquence didactique et nous l'avons évaluée à la cinquième. Les réalisations ont alors été confrontées à celles du groupe de contrôle (voir tableau n°10)

Tableau n° 10

Nombre de réalisations dans les deux échantillons		
REALISATIONS	GROUPE DE CONTROLE	GROUPE EXPERIMENTAL
aucune	4	0
faibles	14	57
riches	2	28
Effectif total	20	85

Si nous regroupons les deux premières catégories, le chi-carré révèle un écart significatif entre les deux groupes à p<02 et il confirme que la formation a bien eu un impact.

Analyse qualitative

Une première constatation a corroboré les effets quantitatifs et l'incontestable sensibilisation au problème, du moins parmi les sujets du groupe expérimental. Si 86 % des enseignants de l'échantillon n'avaient jamais abordé le thème auparavant, tous ont consacré une ou plusieurs leçons à l'altruisme à l'issue de la formation. En outre, tous ont également et immédiatement adhéré aux finalités que nous avions précisées dès le départ.

L'analyse des séquences préparées a aussi reflété, contrairement à celles du groupe de contrôle, de nombreuses possibilités d'exploitation pédagogique. Cette analyse nous a toutefois réservé aussi quelques déceptions.

Nous avons classé les préparations de séquences didactiques en deux catégories, celle des réalisations faibles - qui se limitaient à la simple retransmission de certaines des informations reçues ou à une discussion sauvage non préparée - et celle des séquences riches et originales. Parmi celles-ci, citons, entre autres, la **simulation d'une situation critique sur le terrain** par des élèves incarnant la victime, **l'organisation de jeux de rôle** au cours desquels les élèves étaient successivement *victime* ou *observateurs*, **l'organisation en classe d'un système de parrainage et d'entraide** au profit d'élèves plus jeunes ou quelque peu inadaptés, la résolution de problèmes réellement rencontrés à l'école, tels la drogue ou le racisme, etc.

Sans doute, globalement, les réalisations du groupe expérimental étaient-elles bien supérieures à celles du groupe de contrôle où les rares tentatives intéressantes par rapport à l'exploitation du thème se limitaient à l'utilisation de documents se rapportant à des œuvres humanitaires ou à des actes altruistes célèbres, mais irréalisables par les élèves eux-mêmes. Ces enseignants négligeaient totalement las aspects concrets du comportement altruiste.

Toutefois, seuls 33 % des participants ont proposé des séquences sérieusement préparées dans lesquelles des techniques variées et appropriées se substituaient à l'exposé magistral. Par contre, nous avons dû insérer 67 % des travaux des participants dans la catégorie des réalisations faibles. En d'autres termes, chez plus de 50 % d'entre eux, nous avons bien dû enregistrer une incontestable réticence lorsqu'il s'est agi de passer à l'élaboration d'une séquence. Cette réticence s'est manifestée par une certaine mortalité expérimentale, mais également au travers de la pauvreté des projets. La chute apparente de motivation observée lorsqu'ils étaient invités à la préparation concrète d'une séquence, ainsi que les rationalisations exprimées, tendent à confirmer la crainte éprouvée face à un changement d'ordre méthodologique.

Le volontariat

Les résultats obtenus corroborent au moins partiellement notre deuxième hypothèse. Le volontariat, en effet, semble bien accroître l'efficacité de la formation. Parmi les enseignants volontaires, 36 % ont fourni des propositions dignes d'intérêt dès la deuxième séance contre 15 % parmi les non-volontaires. En outre, 37 % des volontaires ont réalisé des séquences centrées sur les objectifs pour 8 % chez les non-volontaires.

TABLEAU N° 11		
Propositions		
	Groupe expérimental Volontaires	**Groupe expérimental Non volontaires**
aucune	28	10
faibles	18	1
riches	26	2
Réalisations		
faibles	45	12
riches	27	1
Effectif total	72	13

Bien que les deux sous-groupes diffèrent notablement par le nombre de sujets, la supériorité des volontaires apparaît clairement lorsqu'on compare la richesse des propositions et la richesse des réalisations.

L'étalement de la formation

Nous avions émis l'hypothèse suivant laquelle une formation comportant six séances devait se révéler plus efficace qu'une formation limitée à trois séances.

Pour tester cette troisième hypothèse, nous avons comparé les propositions et les réalisations de séquences didactiques dans les groupes constitués en fonction de l'étalement de la formation dans le temps.

De prime abord, l'hypothèse n'est pas vérifiée. En effet, l'analyse quantitative ne permet pas de conclure à une efficacité plus grande dans l'échantillon ayant bénéficié de six séances. Si les propositions riches y sont plus nombreuses (39 % contre 29 %), en revanche pour les réalisations, on observe un pourcentage légèrement supérieur dans le groupe à formation courte (voir tableau n°12)

Tableau n° 12

Groupe expérimental		
Propositions	**Groupe 1 (trois séances)**	**Groupe 2 (six séances)**
aucune faibles riches	20 17 15	18 2 13
Réalisations	**Groupe 1**	**Groupe 2**
faibles riches	34 18	23 10
Effectif total	52	33

Nous nous sommes cependant demandé si la variable *nombre de séances* n'était pas en interaction avec la variable *volontariat* des sujets, car les volontaires étaient plus nombreux dans la formation courte.

Nous avons donc effectué une dernière comparaison des propositions et des réalisations des volontaires des deux sous-groupes.

Dans ce cas, nous avons tout de même enregistré un accroissement d'efficacité de la formation longue à la fois pour les propositions riches (50 % contre 29 %) et pour les réalisations (42 %

contre 35 %). Lorsque la formation s'étale dans le temps, un pourcentage plus important de volontaires, qui élaborent des séquences bien construites et appropriées à l'objectif de développement de l'attitude altruiste, confirme partiellement l'hypothèse.

Nous nous attendions cependant à une différence plus marquée entre les deux sous-groupes au regard des réalisations. Le résultat obtenu pourrait s'expliquer par la difficulté de s'écarter de la didactique traditionnelle observée si fréquemment dans le corps enseignant.

Conclusions

Deux conclusions essentielles peuvent être tirées à la suite de cette formation d'enseignants visant au développement de l'attitude altruiste.

En premier lieu, nous pouvons considérer qu'une sensibilisation suffisante aux questions soulevées a bien été obtenue puisque tous les bénéficiaires ont introduit le thème dans leur enseignement, alors que 86 % d'entre eux ne l'avaient jamais abordé auparavant. De plus, 33 % des participants ont préparé des séquences didactiques originales centrées sur l'objectif visé et comportant l'exploitation de techniques variées.

La seconde conclusion concerne les difficultés rencontrées à l'occasion de toute formation complémentaire d'enseignants lorsqu'on passe d'une première phase, consacrée à la distribution de l'information nouvelle, à son exploitation sur le terrain à l'aide d'une didactique non encore maîtrisée.

Dans notre recherche, si 22 % des bénéficiaires ont été les auteurs de projets que nous avons qualifiés de *faibles*, 45 % n'ont proposé aucune séquence visant au **développement de l'altruisme** en dépit des consignes répétées à chaque séance. D'autre part, nous avons observé une évolution considérable entre la phase initiale, au cours de laquelle tous les sujets ont exprimé leur satisfaction, et la résistance ultérieure des mêmes personnes lorsqu'elles étaient confrontées à la nécessité d'un changement de didactique.

À côté de diverses rationalisations avancées par bon nombre d'enseignants pour justifier leur passivité (l'affirmation suivant laquelle la responsabilité de cette éducation revenait aux parents, ou à d'autres instances, qu'il était trop tard pour aborder de nouveaux sujets durant l'année scolaire déjà entamée), d'autres ont tout de même justifié leur réticence par la crainte que suscitait l'ignorance de nouveaux moyens à mettre en œuvre.

Tout s'est passé comme si ces enseignants espéraient uniquement recevoir des recettes à appliquer telles quelles, mais pas à participer activement à la mise au point d'une stratégie didactique.

La résistance des enseignants au regard d'un changement d'ordre méthodologique est assez habituelle. Nous l'avons rencontrée à de nombreuses reprises et nous l'avons testée dans le cadre d'une recherche entreprise avec F. Istasse (1982).

Préalablement à une expérience de formation continuée, nous avons effectué une enquête auprès de 120 instituteurs engagés dans l'enseignement spécial provincial du Hainaut, qui accueille des élèves présentant certains handicaps, afin d'évaluer son opportunité. Cent et trois maîtres ont répondu au questionnaire initial et les informations réunies incitaient à conclure à un niveau de motivation satisfaisant. En effet, 81,5 % d'entre eux considéraient que la formation initiale n'était pas appropriée à l'accomplissement de leur mission, particulièrement sur le plan méthodologique. Sans doute, les méthodes traditionnelles ne convenaient-elles pas à la population particulière qui leur était confiée d'autant moins, d'ailleurs, que les classes étaient particulièrement hétérogènes. Parmi ces enseignants, 91,2 % estimaient que la formation continuée était indispensable.

Dans ces conditions, nous leur avons offert, avec l'accord du pouvoir organisateur, une expérience de formation complémentaire centrée sur un enrichissement méthodologique des participants. Elle allait se dérouler au cours de l'horaire hebdomadaire de travail, au sein des établissements concernés, et elle n'allait exiger, des bénéficiaires, aucun investissement financier.

En fin de compte, douze enseignants ont pris part aux cinq séances prévues, tandis que deux d'entre eux ont spontanément appliqué la nouvelle didactique plus spécialement destinée à la préparation des élèves à l'autoformation.

Nous admettons que la formation initiale des enseignants, encore trop souvent basée sur la reproduction de modèles, ne les prépare pas à la formation continue. Or, nous ne pouvons plus concevoir la seconde sans l'acquisition préalable de certaines aptitudes – l'ouverture au changement en particulier - dont le développement doit être assuré par la première. Mais comment un enseignant pourrait-il s'adapter à des méthodes nouvelles si, durant toute la formation initiale, on ne lui a appris qu'à imiter et à reproduire ? Dès le début de celle-ci, les futurs maîtres auraient à prendre conscience de la nécessité de soumettre les démarches didactiques à une réflexion et à une remise en question permanentes.

Ajoutons que, si la pédagogie est une science récente, les trente à quarante dernières années ont été marquées par le développement prodigieux de l'approche expérimentale et par des découvertes d'une importance cruciale trop souvent ignorées par la formation initiale. Par conséquent, les changements que l'évolution de la pédagogie laissait entrevoir n'ont pas été observés au niveau de la pratique scolaire quotidienne. Dès la formation initiale, un véritable fossé tend à s'établir entre la recherche et l'action éducative qui, sur le plan méthodologique, n'a pas vraiment évolué. Si nous parvenions à le combler, l'école cesserait d'être l'une des institutions les plus routinières de la société.

Quelles solutions pouvons-nous envisager ? La modification de la formation initiale qui permettrait d'offrir à tous les enseignants des bases scientifiques solides. Un jour viendra où, comme au Québec par exemple, tous les maîtres seront préparés à leur tâche par une formation universitaire qui devrait les munir des outils indispensables à la mise au point d'une méthodologie toujours plus adaptée aux objectifs, tout en les préparant aussi aux changements impliqués par les découvertes ultérieures de la pédagogie scientifique.

D'autre part, nous plaidons en faveur d'une généralisation de la formation continuée. Elle ne peut pas être l'apanage de quelques volontaires dont le niveau de motivation supérieure accroît probablement l'efficacité. À notre sens, la formation continuée doit être obligatoire - n'est-elle pas un droit tant pour les enseignants que pour les élèves ? - et s'insérer, par conséquent, dans l'horaire hebdomadaire de travail.

En l'étendant dans le temps, les formateurs auraient la possibilité de tenir compte de la résistance au changement et de la difficulté à innover trop souvent rencontrée chez les maîtres, et ils surmonteraient plus aisément, chez un certain nombre d'entre eux, le blocage, voire le refus de s'engager dans des voies didactiques non encore maîtrisées.

Une telle initiative éviterait aux enseignants d'être coupés, pendant quarante ans, de la recherche contemporaine et favoriserait la préparation des élèves aux apprentissages ultérieurs sans perdre de vue l'accession à la citoyenneté.

XVIII.

CONCLUSIONS GENERALES

Synthèse des résultats

Le comportement d'abstention

Les nombreuses recherches consacrées au comportement d'aide en situation critique que nous avons menées, au cours d'une douzaine d'années, d'abord chez l'adulte et, ensuite, chez l'enfant, ont fourni des résultats significatifs et concordants. Des expérimentations successives, toujours entreprises sur le terrain, c'est-à-dire dans des conditions représentatives de la vie quotidienne, auxquelles participèrent plusieurs milliers de sujets, ont permis, chaque fois, de confirmer nos hypothèses principales.

Dans un premier temps, nous avons étudié le comportement spontané d'adultes confrontés, en milieu ouvert, à une *victime* dont l'état réclamait, selon toute vraisemblance, une aide urgente, mais qui avaient aussi la possibilité de s'écarter du lieu de l'incident, contrairement aux observations effectuées par J. A. Piliavin et ses collaborateurs dans l'espace clos d'un compartiment du métro de New York. Nous avons constaté que, dans leur grande majorité, les témoins réagissaient par la fuite ou tout au moins par l'abstention.

Lors de notre première étude, nous avons fait apparaître l'absence totale de concordance entre, d'une part, les prévisions de sujets adultes invités à prévoir leur conduite dans une condition d'urgence qui leur était présentée et, d'autre part, le comportement effectivement mis en jeu dans la réalité. Les individus se perçoivent apparemment comme plus sociables qu'ils ne le sont. En effet, au moins 90 % d'entre eux prétendaient – et sans doute de bonne foi - qu'ils interviendraient sur le champ pour secourir une victime affalée sur le sol à la suite d'un malaise, alors que, sur le terrain, selon la situation et les conditions d'environnement, de 75 à 90 % des sujets s'abstiennent de le faire.

La non-intervention est bien la règle. Nous l'avons vérifiée à l'occasion d'une série importante de recherches différentes dont les résultats confirment d'ailleurs les nombreuses observations rapportées par la presse dans tous les grands centres urbains et nous ne pouvons qu'exprimer notre stupéfaction devant la généralité du phénomène.

Si nous ajoutons, à cette incontestable carence de la solidarité humaine, l'accroissement constant de toutes les formes de violence au sein du monde occidental, ne sommes-nous pas forcés de conclure que les objectifs sociaux de l'éducation ne sont manifestement pas atteints ?

Cette affirmation, bien que présentée sous une forme interrogative, ne paraît pas contestable et tout progrès dans ce domaine devrait passer par l'identification préalable du facteur causal. Or, les investigations des psychologues sociaux se limitaient habituellement à l'étude de variables situationnelles qui augmentent ou diminuent, jusqu'à un certain point, la fréquence des interventions sans fournir de solution au problème posé par le comportement de fuite ou d'abstention.

Plusieurs chercheurs ont complété leur étude par un essai de théorisation, mais les explications restaient partielles, discutables et elles ne semblaient pas susceptibles d'être exploitées dans une perspective psychopédagogique.

C'est la nécessité d'élaborer des stratégies préventives qui nous a incité à étendre la recherche à l'enfant. Nous pensions que l'étude du comportement d'aide sous l'angle psychogénétique pouvait nous enrichir dans la mesure où elle nous permettait de mieux comprendre l'évolution et les changements éventuels qui se produisent à tel ou tel âge.

En testant des élèves de six à douze ans, soumis dans leur classe aux programmes du Ministère de l'Education, nous avons relevé un accroissement du *comportement d'aide spontané* entre six et huit ans et cette constatation est logique, car l'enfant de six ans est forcément démuni au regard des initiatives à prendre. Nous avons cependant aussi enregistré une diminution régulière de la fréquence de ce comportement à partir de neuf ans, pour obtenir, à douze ans, un taux d'interventions comparable à celui de six ans !

Ces résultats sont semblables à ceux obtenus antérieurement par E. Staub. Mais comment pouvons-nous interpréter la régression observée dans les deux recherches entre neuf et douze ans ?

Les données recueillies au cours de nos expérimentations nous incitent à avancer l'opinion suivant laquelle l'école, seule instance chargée de l'éducation de tous les futurs citoyens, ne remplit pas son rôle sur ce plan. L'institution scolaire ne favorise pas le développement de l'attitude altruiste. Elle propose des normes auxquelles l'élève doit se conformer, mais sans lui apprendre à assumer ses responsabilités ou à prendre des initiatives dans une situation inhabituelle. En dépit des finalités nouvelles qui lui sont proposées aujourd'hui – et nous pensons, en particulier, à l'accession à l'autonomie et à la citoyenneté -, l'école est restée centrée sur les aspects cognitifs et intellectuels.

En revanche, *le développement de l'empathie, l'apprentissage de la relation interpersonnelle, le règlement des conflits au sein du groupe, l'élimination des réactions violentes, l'acquisition de la maîtrise de soi* et, d'une manière générale, des *qualités requises par la bonne adaptation parmi les pairs*, constituent trop souvent des aspects de l'éducation qui, s'ils ne sont pas totalement ignorés, sont considérés par les maîtres comme secondaires. Or, bien qu'ils ne soient toujours pas, à l'heure actuelle, imposés par les programmes, ils ne sont pas, à nos yeux, moins importants que la restitution de connaissances fixées dans la mémoire. De plus, les compétences sociales acquises subsistent à long terme, alors que, si l'enseignant vise essentiellement la fixation du contenu factuel, il a toutes les chances de récompenser des apprentissages relativement éphémères.

Quoi qu'il en soit, dans ces conditions, comment l'enfant pourrait-il apprendre à réagir de manière appropriée dans une situation d'urgence totalement étrangère à son expérience antérieure, alors que l'adulte lui-même n'y parvient pas ?

Un enfant de douze ans se rend compte qu'il n'est pas capable d'apporter une réponse adéquate et son état émotionnel intense, marqué par le stress, inhibe l'action, y compris, l'appel à l'aide indirecte. Dans ce cas, *le sujet ne réagit plus à la situation, mais à son état émotionnel*. On conçoit aisément, dès lors, que, dans un contexte forcément anxiogène, il soit tenté de se décharger de la responsabilité de l'intervention et de se sécuriser en se centrant sur la tâche. Aucun reproche ne risque apparemment de lui être adressé puisqu'il s'est contenté d'effectuer le travail dont on l'avait chargé.

Nos recherches nous permettent également d'avancer, au moins sous forme d'hypothèse, les raisons pour lesquelles, en l'absence d'un programme d'éducation sociale, nous avons enregistré – comme E. Staub d'ailleurs -, une régression du comportement d'aide entre neuf et douze ans. Nos résultats et les échanges avec les sujets laissent supposer, qu'à cet âge, *l'enfant a bien davantage pris conscience de ses manques et, afin d'éviter l'échec consécutif à une action non pertinente, il préfère s'abstenir ou simuler la non perception de l'incident.*

Les sujets plus jeunes, par contre, s'ils sont moins souvent conscients de leur absence de maîtrise de la situation, donnent plus fréquemment libre cours à une réaction spontanée.

L'inutilité de l'intervention ponctuelle

Nos recherches ont encore révélé que, chez des enfants âgés de dix à douze ans, une sensibilisation aux conséquences de la non-intervention, consécutive à une expérience unique, vécue dans la réalité, et la réflexion suscitée à cette occasion par un animateur pourtant spécialisé dans la conduite d'un groupe d'enfants, ne suffisent pas pour provoquer un changement significatif des comportements.

Cette constatation nous a permis de rejeter la conclusion tirée par E. Staub à la suite de sa seconde expérience.

Selon l'auteur, l'observation d'un modèle adulte permet à l'enfant d'identifier, grâce à un apprentissage d'imitation ou à un apprentissage vicariant, la conduite à adopter dans une situation critique et celle-ci serait fixée à la suite du renforcement social,.

Nous ne pouvons pas accepter la conclusion de E. Staub dans la mesure où la présentation d'un modèle – si elle peut avoir une incidence à court terme lorsque le sujet est placé dans une situation semblable -, est inopérante à plus long terme. Par ailleurs, elle ne favorise pas le processus d'autonomisation et elle ne répond donc pas aux finalités proposées, à l'heure actuelle, à l'institution scolaire.

Nous devons préparer le jeune, dans toute la mesure du possible, aux diverses situations qu'il aura à affronter dans la vie sociale. Nous ne pouvons donc pas nous contenter de la reproduction d'une conduite adoptée par un modèle même si elle s'est révélée efficace dans une circonstance déterminée. Nous désirons que, dans une situation non encore rencontrée auparavant, l'enfant puisse également, après analyse et réflexion, identifier la démarche la plus appropriée à la solution du problème. Dans une telle perspective, apprendre simplement à reproduire une conduite nous apparaît comme une démarche contre-indiquée, car elle supprime l'activité mentale de l'élève en l'invitant en quelque sorte à appliquer, de manière stéréotypée, une procédure déjà mise en place par autrui.

En nous basant sur les données recueillies lors de nos expérimentations successives, nous pensons que l'exploitation occasionnelle des événements de la vie scolaire ou sociale ne sera pas plus utile que n'importe quelle intervention ponctuelle.

D'autre part, nous avons constaté, à la fois au premier et au second post-tests de notre dernière expérimentation, que les membres d'un mouvement de jeunesse – où le développement de l'altruisme est nécessairement laissé au gré des circonstances sans plan d'ensemble ni réflexion méthodologique - ne se sont pas signalés par une sollicitude particulière pour la victime.

Le développement de l'attitude altruiste, sur une échelle suffisamment vaste, exige donc **une éducation systématique et étalée dans le temps**.

Les effets d'un programme éducatif multidimensionnel

Après avoir étudié le comportement spontané d'adultes ou d'enfants confrontés, en tant que témoins, à une situation d'urgence, et confirmé expérimentalement la tendance générale à l'abstention, nous avons testé, l'incidence d'une simple sensibilisation d'enfants âgés de dix à douze ans aux conséquences de la non-intervention. Nous avons bien dû nous résoudre à relever l'inefficacité de la procédure et conclure, finalement, au caractère inopérant de toute opération ou intervention ponctuelle.

Par la suite, nous avons testé les possibilités offertes par un programme multidimensionnel. À l'occasion de plusieurs expérimentations effectuées entre 1986 et 1995, nous avons obtenu un accroissement significatif du comportement d'aide lors d'épreuves post-expérimentales administrées plusieurs mois après la fin du traitement et dans des situations plus ou moins différentes de celles vécues au cours de la phase d'apprentissage. Les écarts importants observés de manière répétée entre les groupes expérimentaux et les échantillons témoins ne peuvent être dus au hasard. Ils doivent donc être attribués à notre variable indépendante, en l'occurrence le programme d'éducation sociale dont avaient bénéficié les classes soumises au traitement.

Sans doute, les pourcentages d'interventions variaient-ils selon les situations et si, dans le cas le plus favorable, 85 % des sujets ont voulu apporter leur aide, à l'autre extrémité, dans les cas les moins favorables, le pourcentage d'interventions, tout en étant toujours significativement supérieur à celui du groupe de contrôle, ne dépassait pas de 20 à 30 %.

Ne perdons pas de vue, cependant, que le programme expérimenté n'a comporté, d'abord, que six séances et, ensuite, un maximum de neuf en restant principalement centré sur un aspect particulier du comportement social. Ce temps trop limité a tout de même déjà permis d'enregistrer un effet positif indiscutable. Toutefois, si nous voulons favoriser l'accession à la citoyenneté en favorisant, en particulier, le développement de l'attitude altruiste, l'éducation sociale doit faire partie intégrante du curriculum scolaire. Elle doit débuter le plus tôt possible et se poursuivre tout au long de l'enseignement primaire et secondaire en abordant des problèmes plus diversifiés avec des stratégies didactiques adaptées, à chaque étape, aux objectifs intermédiaires qu'on se propose de rencontrer.

Le développement de l'attitude altruiste

Les acquis

Les premières compétences dans le cadre desquelles nos sujets ont progressé, grâce au traitement, se situent au niveau des deux premières catégories d'objectifs de la Taxonomie affective de B. S. Bloom (1970), à savoir la **volonté de recevoir** et la **volonté de répondre**. Le programme a favorisé, chez les élèves qui en avaient bénéficié, la prise de conscience de stimulations du milieu qui, ordinairement, ne sont pas clairement perçues, en déclenchant une attention particulière à un événement inattendu et en développant le désir de répondre au problème posé.

Notre objectif terminal ne pouvait pas se concevoir indépendamment de la prise en considération simultanée d'un certain développement cognitif et affectif. Dans de nombreux cas, nous avons constaté que, dans une situation inhabituelle, l'absence de réaction de l'enfant peut ne pas découler de son inaptitude, mais plutôt du stress engendré par la situation nouvelle à laquelle il n'a pas été préparé. Le comportement de fuite lui donne l'occasion de s'en libérer et d'échapper à la crainte de mettre en jeu une conduite inappropriée.

Par conséquent, si, dans une situation d'urgence, nous désirons obtenir l'adoption spontanée du comportement d'aide et, d'une manière plus générale, d'un comportement altruiste, nous devons viser à la fois l'acquisition de compétences d'ordre cognitif et affectif.

Dans cette perspective, le **vouloir recevoir** et le **vouloir répondre** constituent des prérequis. Par ailleurs, la sensibilisation des sujets aux conséquences de la non-intervention a été obtenue grâce à l'analyse des résultats des enquêtes réalisées par les élèves et aux discussions des séquences filmées que nous avions élaborées, mais aussi grâce à l'analyse de textes relatifs aux recherches entreprises dans ce domaine et à la découverte des conduites souvent non pertinentes ordinairement adoptées par les témoins et rapportées par les auteurs.

La prise de conscience des comportements habituels d'adultes ou d'enfants confrontés à un cas d'urgence ont souvent constitué un choc salutaire capable de prévenir la diffusion ou le transfert de responsabilité.

Au cours des échanges, les élèves des groupes expérimentaux affirmaient, dans leur grande majorité du moins, qu'ils ne resteraient plus passifs. Du désir au passage à l'acte, cependant, l'écart est important et peut être malaisé à franchir. Certains facteurs inconscients et le stress qu'ils suscitent tendent à inhiber l'intervention de l'enfant d'autant plus que la victime est totalement inconnue. Pour prévenir ce risque, nous avons suscité la réflexion dans une série de situations différentes et permis de découvrir que le recours à l'aide indirecte est bien la solution lorsque nos aptitudes limitées ne s'avèrent pas suffisantes. En outre, nous avons tout mis en œuvre afin de développer, autant que possible, la capacité d'empathie des sujets.

L'empathie

Rappelons que l'emploi du terme empathie s'est généralisé à la suite des publications de l'école rogérienne et de l'extension des méthodes non-directives aux secteurs d'activités dans lesquels le lien interpersonnel est fondamental – l'éducation, l'apprentissage, la relation au sein du couple, la conduite d'un groupe, etc. -, mais grâce aussi aux recherches effectuées par les psychologues du développement.

L'empathie ne doit pas être confondue avec la sympathie qui s'applique au partage de la souffrance ou de l'état affectif d'un individu.

Le mot **empathie** désigne l'aptitude à prendre en considération le point de vue de l'interlocuteur, la perception correcte de son cadre de référence avec toutes les valeurs personnelles qui s'y rattachent. L'empathie permet de participer réellement à l'expérience d'autrui et se réfère tant à la composante cognitive qu'à la composante affective de cette expérience. Il s'agit d'une préhension de ce qui se passe chez autrui et elle vise à la compréhension sans contamination par sa propre affectivité.

Si J. Piaget (1972) affirmait que l'enfant du stade préopératoire (de 2 à 7-8 ans) reste prisonnier de son égocentrisme et est incapable de se décentrer, donc de prendre en considération le point de vue d'autrui, cette assertion est, aujourd'hui, largement contestée. De nombreux chercheurs (notamment, H. Borke, 1971 ; D. Bar-Tal, A. Raviv, et M. Goldberg, 1982 ; M. Z. Caplan et D. F. Hay, 1989), ont observé, dès l'école maternelle, des interactions sociales déjà assurément dépouillées de leur égocentrisme et ils ont confirmé que des enfants peuvent réagir emphatiquement dès les premières années de la vie.

Peut-on développer une telle capacité chez l'enfant ? Sans aucun doute. Comme l'ont montré les psychologues du développement, l'empathie est une potentialité qui se manifeste d'une manière précoce, c'est-à-dire, dès la première année de la vie. D. Stern (1985), grâce à l'observation simultanée de l'expression du visage maternel et de celle du visage du bébé, enregistrées à l'aide de deux caméras, a établi que le nourrisson appréhende l'expression faciale et les émotions de la mère auxquelles il réagit immédiatement. Le développement de l'empathie, au cours des premières années de l'existence, nous dit-il, dépend, d'abord, des conduites empathiques manifestées par les parents. L'un des moyens qui permettent à ces derniers d'obtenir la régulation souhaitée de l'état affectif du nourrisson consiste à diminuer ou à augmenter progressivement l'intensité de l'expression émotionnelle dans le sens voulu.

À l'occasion d'une expérimentation effectuée en 1975, M. L. Hoffman avait avancé l'hypothèse d'une relation entre l'attitude altruiste des parents et le comportement altruiste de l'enfant.

L'attitude altruiste des parents était évaluée à l'aide d'un questionnaire, tandis que l'altruisme des enfants - 40 filles et 40 garçons de neuf à dix ans - a été mesuré par un test sociométrique. Les enfants altruistes avaient apparemment au moins un parent altruiste qui transmettait des valeurs altruistes, tout en étant un modèle.

L'auteur estimait que l'affection parentale jouait également un rôle en répondant au besoin de sécurité de l'enfant et aussi, d'autre part, en le rendant plus réceptif à l'altruisme du parent-modèle. D'après M.L. Hoffman, le jeune serait ainsi conduit à développer de l'empathie envers autrui.

Sans rejeter les conclusions de l'auteur, nous croyons devoir souligner qu'elles ne résultent pas de l'observation des comportements, mais des réponses obtenues lors de l'administration d'un questionnaire ou d'un test et elles demandent donc d'être appréhendées avec prudence.

D. Bar-Tal et al. (1982) ont observé les comportements altruistes de 156 enfants de crèches et d'écoles maternelles, âgés de 15 à 76 mois, dans le cadre d'activités ludiques. Les auteurs ont relevé des comportements altruistes précoces comme, par exemple : **consoler un compagnon, l'aider dans la réalisation d'une tâche ardue**, ou encore, **partager spontanément des jouets ou des objets avec d'autres enfants.**

G. W. Ladd et al. (1983) ont constaté que des enfants d'école maternelle sont déjà aptes à identifier les signes de détresse chez d'autres enfants et à y répondre. D'après ces auteurs, nous pouvons accroître la fréquence des comportements altruistes en favorisant le développement de l'empathie.

R. Pearl (1985) s'est intéressé à l'incidence des caractéristiques de la situation sur la compréhension, par des enfants de quatre et de neuf ans, de la nécessité d'offrir un comportement d'aide. L'expérimentateur a présenté aux sujets des films dont les acteurs étaient des enfants. L'un d'eux était physiquement incapable de réaliser une tâche ou n'arrivait pas à résoudre un problème scolaire. Le caractère explicite des répliques a eu une influence plus forte sur les enfants plus jeunes qui ont davantage suggéré un comportement d'aide lorsque la réplique reflétait un état de détresse et lorsque la cause était explicite.

M. Z. Caplan et D. F. Hay (1989) ont enregistré chez des enfants âgés de quatre ans, en moyenne, des résultats qui ne manquent pas d'intérêt. D'une part, après avoir visionné des épisodes de détresse qui s'étaient produits en classe, le désir d'intervenir apparaissait bien plus nettement lorsque l'épisode de détresse se prolongeait. D'autre part, des enfants fréquemment en état de détresse, s'ils étaient moins souvent l'objet de l'attention et des interventions de l'entourage, en manifestaient davantage envers autrui que les enfants n'ayant pas subi ce genre d'expérience.

D'une manière générale, l'analyse des recherches antérieures permet de supposer que les facteurs suivants sont favorables au développement de l'empathie et de l'altruisme :

- la satisfaction du besoin de sécurité ;
- la qualité de la relation interpersonnelle établie entre l'enfant et les parents ou les substituts-parentaux ;
- le comportement altruiste des adultes à l'intérieur et à l'extérieur du milieu familial ;
- la verbalisation, par les adultes, de leurs émotions et de leurs états affectifs ;
- les stimulations qui incitent les enfants à prendre en considération le point de vue d'autrui ;
- le renforcement, par l'entourage adulte, des réactions altruistes de l'enfant.

En ce qui concerne nos sujets, les progrès dans ce domaine ont été facilités principalement, en premier lieu, par l'écoute empathique dont les expérimentateurs firent preuve au cours des échanges de vues qui terminaient chaque séance. À aucun moment, l'idée exprimée par l'un de nos jeunes interlocuteurs n'était sanctionnée par une critique ou par un jugement. L'accueil empathique des émotions, des peurs, des besoins, des manques était accompagné de la reformulation du contenu ou, parfois, de l'élucidation sans transmission de l'opinion de l'adulte. Dans la mesure où notre réaction reflétait le message de l'enfant, nous lui permettions de mieux prendre conscience de ses propres expériences et de reprendre l'initiative en s'exprimant davantage tout en se sentant compris. C'est ce que nous avons tenté d'obtenir lors de la discussion consécutive aux jeux de rôle lorsque les protagonistes - victimes ou témoins passifs - exprimaient leur vécu.

Comme le rapporte M.B. Rosenberg (1999), un premier message est souvent la partie émergée de l'iceberg. En maintenant notre attention sur le vécu, nous donnons à l'individu l'occasion d'explorer plus complètement ce qui se passe en lui et de l'exprimer. L'empathie, ajoute l'auteur, exige que nous fassions le vide en nous et que nous écoutions l'autre de tout notre être. Dans ce cas, l'univers est perçu sous un jour nouveau et permet d'aller de l'avant.

Quoi qu'il en soit, à notre sens, les changements observés dans nos groupes expérimentaux et, plus spécialement, les progrès apparus en matière d'altruisme parmi les sujets soumis aux traitements, ne résultaient pas de telle ou telle intervention ou procédure particulière, mais ont été déterminés par l'ensemble des séquences du programme. L'interaction entre les diverses variables introduites a très certainement accru les effets que l'on pouvait normalement attendre de l'application isolée de l'une ou l'autre d'entre elles.

En résumé, nous pouvons dire que les élèves ont appris à accorder plus d'attention au monde ambiant, à y déceler une anomalie requérant une intervention extérieure et, face à un événement inattendu, à prendre la décision d'apporter leur aide dans une situation non familière.

Ce résultat nous paraît d'autant plus révélateur d'une compétence acquise qu'un comportement altruiste de ce type n'est généralement pas adopté par l'adulte, qu'il a été enregistré plusieurs mois après la fin du traitement et que le bilan des coûts et des récompenses - au sens de I. M. Piliavin - résultant de l'intervention ou de la non-intervention aurait dû inciter nos sujets à privilégier la seconde.

Comportement d'aide ou attitude altruiste ?

Une question cruciale mérite d'être posée ici. L'accroissement notable du comportement d'aide obtenu au cours de nos recherches reflète-il un certain développement de l'attitude altruiste ou, au contraire, faut-il considérer que l'aide et l'altruisme doivent être différenciés comme l'affirment bon nombre de psychologues sociaux (J.-Ph. Leyens et V. Izerbyt, 1997) ?

Dans les deux cas, nous sommes en présence de comportements volontaires destinés à être utiles à autrui, mais le comportement d'aide serait déterminé par la recherche de récompenses externes ou internes. Par contre, dans l'altruisme, le bien d'autrui serait à l'origine d'une activité ayant sa fin en elle-même et qui ne dépendrait donc d'aucun renforcement.

Nous ne pensons pas qu'il faille tracer une ligne de démarcation nette entre l'aide et l'altruisme. Dans la première comme dans le second, la conduite entraîne nécessairement la satisfaction d'un besoin psychologique et s'accompagne, par conséquent, de renforcements internes. De même, lorsqu'un individu intervient dans une situation d'urgence pour aider une victime, alors qu'il a la possibilité de s'écarter du lieu de l'incident sans attirer l'attention, comment pourrait-on nier la présence de toute composante altruiste ?

En revanche, nous admettons que la variable attitude altruiste peut, jusqu'à un certain point, être quantifiée. Donner un peu d'argent à un organisme qui s'efforce de lutter contre la faim dans le monde, intervenir sur le terrain pour secourir un individu affalé sur le sol, se jeter à l'eau pour ramener vers la berge une personne qui risque de se noyer, ou s'engager dans une équipe de Médecins sans Frontières pour soigner, pendant plusieurs années, les malades d'un pays en développement, sont des comportements altruistes. L'attitude altruiste sous-jacente nécessitée par l'adoption de l'un ou l'autre d'entre eux est cependant très différente.

Le terme *attitude* est un concept fondamental de la psychologie sociale et nous utilisons le terme non pas dans le sens du langage courant – où il est ordinairement confondu, et à tort, avec celui de comportement -, mais dans l'acception des psychologues sociaux.

Dès lors, l'attitude n'est pas la réaction, la conduite ou le comportement d'un individu. Il s'agit **d'une prédisposition acquise**, dont le sujet, en principe, n'est pas conscient, **à agir, de manière positive ou négative à l'égard d'un objet social qui peut être un individu, un groupe, un problème de société, une conception religieuse, philosophique, ou politique**, par exemple.

Bien qu'on ait décrit plusieurs dimensions de l'attitude, la plus importante est d'ordre affectif. L'attitude se définit, avant tout, par l'intensité de l'affect, positif ou négatif, à l'égard d'un objet déterminé. Être favorable ou défavorable, pour ou contre, voilà ce qui constitue l'essentiel de l'attitude (Thurstone, 1946).

On peut être pour ou contre l'expulsion des réfugiés afghans, pour ou contre le port du foulard à l'école, pour ou contre l'interdiction de fumer dans les édifices publics, etc.. Comme l'écrivait déjà W. Allport (1935), l'attitude oriente le comportement à l'égard de certains objets dans une direction donnée. Si l'on identifie l'attitude d'un individu à l'égard d'un objet social, la prédiction de certains de ses comportements est possible.

L'attitude ne peut cependant pas être appréhendée directement. Elle ne se voit pas. Pour la mettre en évidence on doit utiliser des moyens indirects. Les psychologues sociaux recourent généralement à un outil qu'on appelle **échelle d'attitude**. Celle-ci est composée d'un ensemble de questions suffisamment nombreuses qui permettent d'explorer les opinions du sujet à l'égard de l'objet social auquel le chercheur s'intéresse. Les réponses du sujet consistent à exprimer un accord ou un désaccord plus ou moins total à propos d'une série d'affirmations non ambiguës se rapportant à l'objet ciblé.

Lorsque les opinions sont cohérentes, donc orientées dans le même sens, elles indiquent nécessairement l'influence d'une attitude favorable ou défavorable. Les opinions enregistrées peuvent alors être combinées en un indice quantitatif, c'est-à-dire en un score qui indique l'orientation de l'attitude et son intensité.

Dans la mesure où un test d'attitude n'a pas été administré à nos jeunes élèves, quels sont les arguments qui permettent de conclure au développement probable de l'attitude altruiste des sujets ? Nous devions nous baser sur les données relevées au niveau des comportements, lors des épreuves post-expérimentales, et nous avons privilégié celles qui reflétaient des compétences spécifiques. Les compétences retenues ont été choisies en fonction, entre autres, des critères de l'adoption du comportement d'aide proposés par B. Latané et J.-M. Darley.

Selon les auteurs cités, la première condition requise par l'intervention du témoin dans une situation d'urgence est évidemment la perception d'un stimulus du monde extérieur ou d'un incident susceptible de porter atteinte à l'intégrité physique ou psychique, ou aux biens d'un autre individu. La préhension de ce danger ne va pas de soi. Elle est possible si le sujet arrive à se décentrer par rapport à ses pensées, ou à ses préoccupations personnelles du moment, et s'il accorde un minimum d'attention à l'incident ou au changement qui s'est produit dans l'environnement.

À ce stade, le témoin doit rapidement interpréter l'événement. Une personne qui s'est affalée sur le sol peut être malade, blessée, ivre, mais la chute peut aussi être tout simplement banale et sans conséquences. C'est seulement alors que se pose la question de l'intervention éventuelle et, le cas échéant, de la forme qu'elle pourrait revêtir. Est-il opportun de secourir soi-même la victime ou vaut-il mieux substituer l'aide indirecte à l'assistance qu'un témoin pas spécialement compétent est capable d'offrir ? Une analyse des données et des conditions environnementales est indispensable, car les situations d'urgence diffèrent forcément les unes des autres et la démarche doit donc s'appliquer au cas particulier auquel on est confronté. De plus, si, pour la victime la situation n'est pas dépourvue de risques, ceux-ci s'étendent parfois à l'intervenant.

Plusieurs étapes successives, qui se déroulent en un laps de temps très court, précèdent donc l'intervention et, à chacune, certains facteurs conscients ou inconscients peuvent jouer un rôle inhibiteur et entraîner la fuite ou l'abstention. Toutefois, le programme d'éducation sociale que nous avons testé a assurément permis de surmonter certains de ces obstacles.

Les conduites altruistes spontanées chez le très jeune enfant

Lorsque l'enfant bénéficie, dès le plus jeune âge, de bonnes conditions éducatives et si la relation interpersonnelle établie avec les parents est d'excellente qualité avec, de surcroît, la possibilité d'observer de nombreuses conduites sociales qui répondent aux besoins des différents membres de la cellule familiale, dans un climat de tendresse et d'affection, le petit peut apprendre très tôt à venir en aide à autrui.

À ce niveau, l'investigation scientifique est évidemment irréalisable. Un certain nombre d'observations publiées notamment par la presse, montrent cependant que de tels comportements sont parfois mis en jeu à un âge extrêmement précoce et en l'absence de toute éducation systématique. Nous avons sélectionné deux exemples, rapportés au début de la décennie écoulée par des journalistes et ils nous ont paru suffisamment évocateurs de la caractéristique à laquelle nous nous intéressons.

Le 26 janvier 1990, Jacques Cordy, envoyé spécial permanent du journal **Le Soir** à Paris nous a raconté comment le petit Julien, âgé de quatre ans et demi, a sauvé sa nourrice tombée inanimée à ses côtés à la suite d'une crise cardiaque.

Julien a appelé tranquillement les pompiers par téléphone. Il a formé le 18 en imitant les gestes que la nourrice avait esquissés avant de s'effondrer... Mais les pompiers ne l'ont pas cru. Les blagues de gosses, ils connaissent ça. Ils l'ont envoyé gentiment promener. Il ne s'est pas laissé impressionner, le petit Julien. À Villeurbanne, on est comme ça. On a beau n'avoir que quatre ans et demi ! ... Il a raccroché. Posément, il a refait le numéro. Comme il ne savait pas lire, qu'il n'avait aucune idée des chiffres non plus, il a tout simplement repéré qu'elle avait appuyé sur le bouton surmonté d'une barre, puis sur un autre où il y a deux boules qui se resserrent l'une sur l'autre. C'est ce qu'il a raconté à un journaliste de **France Info** *à qui l'on doit cette rafraîchissante histoire.*

La nounou gisait toujours à ses pieds « on regardait la télévision, a-t-il expliqué. Elle a dit tout juste un petit mot et elle est tombée. J'ai pris le téléphone de ses mains ... »

Le téléphone a sonné à nouveau chez les pompiers : « Allô, c'est encore moi. Je m'excuse de vous déranger, mais ce n'est pas des bêtises » a dit la petite voix tranquille. Cette fois, le gradé a été troublé. Il a demandé où habitait le gamin, la rue, le numéro, l'étage, etc . Julien n'en savait rien. « Va chercher un voisin » a recommandé le pompier. « J'ai pas le droit de prendre l'ascenseur tout seul » a répliqué Julien. Puis, s'entendant dire qu'il lui suffisait de monter à pied et de frapper très fort à la porte, il s'est exécuté.

Les secours arrivèrent très vite. La nourrice, toujours sans connaissance, a été transportée à l'hôpital et tirée d'affaire.

Le journaliste de **France Info** *voulait savoir comment Julien avait fait. Alors, celui-ci, un peu pincé a répondu : « je sais quand même appuyer sur un bouton... »*.

Le 3 juin 1992, J.-B. Croce, dans un journal du Midi a relaté l'histoire d'un petit garçon de vingt-huit mois qui a alerté la police pour qu'on vienne secourir sa maman en reprenant le combiné des mains de la mère qui voulait vraisemblablement appeler les secours avant de perdre connaissance...

Il était près de 15h30 lorsque le permanent du PC radio en poste au commissariat central de Bastia, a reçu un coup de fil pour le moins surprenant. Au bout de la ligne téléphonique, il entend la voix d'un bébé qui, entre deux pleurs, crie « maman bobo, maman bobo »... Dans un premier temps, le policier croit qu'il s'agit d'une farce, comme il y en a trop souvent. Mais le bébé crie de plus en plus fort. Le permanent de Police Secours revient donc sur sa première impression et, avec l'aide d'un de ses collègues, essaye d'en savoir davantage. Mais le petit garçon ne sait pas encore très bien parler. Il répète simplement : « maman bobo »... La décision est donc prise de contacter la direction de Télécom où l'appel a été localisé... Très rapidement un motard de la police est dépêché sur les lieux suivis par les sapeurs-pompiers du centre de secours de Bastia et les médecins du SAMU. Fort heureusement il y eut plus de peur que de mal...

De tels exemples tendent à montrer que, très tôt, l'enfant peut disposer déjà d'un potentiel non négligeable de sociabilité, mais celui-ci demande, bien entendu, à être développé.

Deux questions se posent ici. La première est celle du comment. Autrement dit, à quelles stratégies didactiques devons-nous recourir pour escompter un développement optimal ?

En second lieu, nous avons des raisons de nous demander pourquoi, après des années de scolarité, nous n'observons pas de véritables progrès à cet égard et même, quelquefois, une régression.

Les deux questions sont évidemment liées, car si le problème est principalement d'ordre méthodologique, un programme dont la recherche aurait établi l'efficacité pourrait inspirer les rédacteurs des curricula scolaires.

Plaidoyer en faveur d'une véritable préparation à la vie sociale

Si nos recherches ont clairement montré que le développement de l'attitude altruiste est possible, **l'objectif terminal**, compte tenu de la période forcément limitée réservée à chacune des expérimentations, n'a évidemment été que partiellement atteint. Toutefois, en passant de l'investigation à une application étendue, nous n'avons aucune raison de limiter notre action à une période de six ou neuf semaines.

Pour nous, psychopédagogues ou psychologues sociaux, qui rêvons de contribuer un tant soit peu à la construction d'un monde meilleur, c'est-à-dire non seulement plus convivial, mais plus solidaire, plus humain, moins violent et plus fraternel, l'éducation sociale doit faire partie intégrante de la vie scolaire quotidienne et s'insérer dans les programmes destinés à nos enseignements primaire et secondaire.

En d'autres termes, le développement de l'altruisme pourrait s'insérer dans un cadre plus large, celui de la **préparation à la citoyenneté** dont la responsabilité incombe principalement, nous semble-t-il, à l'institution scolaire. Malheureusement, sur ce plan, l'école est restée traditionnelle et elle présente toujours de sérieuses lacunes. En dépit des finalités qui lui sont proposées, les maîtres restent centrés sur l'acquisition des connaissances ou, au mieux, sur le développement des compétences intellectuelles. Par contre, l'éducation sociale est négligée et cette constatation s'applique également à l'éducation affective, à l'éducation sexuelle, à l'éducation aux médias ou à l'éducation pour la santé.

Certains enseignants n'ont pas hésité à nous dire que l'éducation affective ou sociale est du ressort de la famille et qu'ils n'étaient donc pas concernés par ces aspects ! Mais comment pourrait-on favoriser de manière optimale l'évolution intellectuelle ou l'acquisition de connaissances sans tenir compte de la motivation et de la vie affective de l'enfant dont l'influence est déterminante ? Comment va-t-on favoriser **l'accession à la citoyenneté en ignorant les aspects de l'éducation que nous venons d'évoquer** et assurément pas moins importants que la restitution d'un matériel confié à la mémoire.

Afin d'éliminer, dans la mesure du possible, les comportements violents dans notre environnement, notre action doit cibler les variables qui les déterminent, mais **nous pouvons aussi développer la tendance altruiste.** Celle-ci s'oppose, en effet, à la réaction violente. Nous avons montré, dans d'autres recherches, comment l'éducation aux médias permettait de prévenir l'accroissement de l'agressivité du spectateur et les répercussions nocives des émissions télévisées violentes. Nous savons cependant que la violence filmée ou télévisée n'est pas seule en cause, que de nombreux autres facteurs déterminent l'accroissement de violence observée dans notre société. Grâce à quelles initiatives l'école pourrait-elle contribuer à la prévention des agressions et de la malveillance ? Comment pourrait-elle apprendre à sortir du carcan de la violence qui se manifeste chez des sujets de plus en plus jeunes ?

Dans l'apprentissage de la relation interpersonnelle qui doit commencer très tôt.

Toute violence, écrit M. B. Rosenberg, émane d'un mode de pensée qui attribue la cause du conflit au tort de l'adversaire et à l'incapacité de reconnaître sa propre vulnérabilité ou celle de l'autre. Un tel mode de pensée permet d'accuser, de culpabiliser, d'agresser …

Dès son plus jeune âge, l'enfant doit prendre conscience, parallèlement à la vanité des guerres, au regard de la résolution durable d'un problème, du caractère essentiellement destructeur de l'agression. En revanche, *nous dit l'auteur cité*, une communication de qualité entre soi et les autres est l'une des compétences les plus indispensables et les plus précieuses pour transformer un conflit en dialogue paisible. Et M. B. Rosenberg propose donc **d'initier à la communication non-violente.**

Dans la relation, *précise-t-il*, si notre seule intention est de donner et de recevoir avec bienveillance, et si nous mettons tout en œuvre pour manifester à l'autre cette intention, il la rejoindra dans le processus offert et, tôt ou tard, nous arriverons à communiquer de cette manière. Si nous utilisons **la communication non-violente** pour entendre les besoins de l'autre, notre **empathie** lui permettra de plonger plus profondément en lui.

La communication non-violente *réclame une écoute empathique, mais, en retour, elle suscite l'empathie chez l'interlocuteur et elle conduit donc à la compréhension mutuelle.*

La communication non-violente, nous dit encore M. B. Rosenberg, nous engage à écouter l'interlocuteur en partant d'une situation, mais aussi de l'état affectif qu'elle détermine. En se centrant sur la personne et son vécu affectif plutôt que sur le problème, elle favorise la qualité d'écoute, le respect et l'empathie tout en suscitant un courant de générosité réciproque. La communication non-violente requiert encore de l'adulte qu'il s'abstienne de tout jugement évaluant.

En recourant à l'entretien non directif d'inspiration rogérienne, l'éducateur peut reprendre la pensée exprimée par l'élève en la lui rendant sous une forme équivalente, c'est-à-dire en résumant ou en paraphrasant la communication. En lui renvoyant ce que nous avons perçu, nous pouvons lui montrer que nous l'avons compris. Dès lors, nous l'incitons dans ce cas à reprendre l'initiative et à approfondir l'analyse.

Dans un tel contexte, nous pourrions donc développer l'empathie, favoriser l'évolution du jeune, réduire notablement les réactions violentes et promouvoir un autre type de relation.

Quelle serait, dès lors, la mission spécifique de l'enseignant et de l'école ? Avec F. Galichet, (2001), nous pensons qu'elle consiste *à susciter, à préserver et à amplifier la relation d'altérité entre les individus*. Selon l'auteur cité, l'école et la relation maître-élève qui s'y vit est le lieu où la relation humaine peut se nourrir d'une valeur essentielle : l'intérêt pour l'autre.

La relation privilégiée qui peut s'établir entre les élèves serait la meilleure entrée qui soit dans la citoyenneté.

L'école deviendrait un lieu où les individus prendraient le temps de se considérer et de se reconnaître mutuellement comme autre.

Amplifier la relation d'altérité signifie, pour F. Galichet, non seulement conduire les élèves à la tolérance, mais à l'intérêt mutuel. Autrui n'est pas seulement un être à respecter, à assister, à aider ; il présente aussi pour chacun un intérêt fondamental.

Sans oublier d'autres aspects de l'accession à la citoyennté tels, entre autres, la sensibilisation et la préparation à la fonction électorale, à la démocratie et à la vie politique – et J. Moulin (1991) a clairement montré combien elles laissent à désirer dans l'enseignement secondaire -, cette accession n'est possble, selon F. Galichet, que sur la base d'un rapport d'intérêt primordial à l'Autre, et c'est ce rapport que l'école devrait développer. Cette conception implique que la pédagogie, l'échec scolaire, les difficultés d'apprentissage, la diversité cognitive ne seraient plus l'affaire et le problème des seuls eseignants. Ils deviendraient aussi l'objet primordial de la relation mutuelle des élèves entre eux.

La gestion démocratique des apprentissages suppose que chacun s'inquiète et s'intéresse à la réussite ou aux difficultés de tous les membres du groupe.

Il est évident, toutefois, que l'entraînement à la citoyenneté se fait surtout par la pratique démocratique elle-même, c'est-à-dire en l'exerçant (C. Héber – Suffrin, 1998).

Dans la mesure où, comme le souligne C. Leleux (1997), la citoyenneté démocratique ne consiste plus uniquement à déléguer une partie du pouvoir à une *élite politisée*, mais à prendre sa part de pouvoir, *l'éducation doit favoriser la transition d'une visée d'intégration à une visée de participation.* D. Lefrançois (2001) souligne très justement que l'individu devient véritablement un *citoyen* lorsqu'il a la conviction d'être un acteur important au regard des prises de décision. Dans cette perspective, nous pouvons insister, avec cet auteur, sur le développement indispensable de certaines capacités dont la *capacité de prendre part à une discussion publique*, mais aussi la *capacité d'évaluer, avec esprit critique*, et de *remettre en question, de façon éclairée, les décisions et les orientations prises par les responsables politiques.* L'exercice de la citoyenneté démocratique active relève donc, comme les dimensions cognitive, linguistique ou interactionnelle, d'un processus d'apprentissage.

L'éducation à la citoyenneté doit reposer, par conséquent, sur une culture démocratique interne aux établissements d'éducation.

Esquisse d'une méthodologie

Sur un plan plus spécifiquement méthodologique, nous avons déjà souligné le caractère indispensable d'une approche multidimentionnelle. Aucun des moyens que nous avons testés avec un certain succès, grâce à leur complémentarité, ne conduirait à une modification des attitudes et, ensuite, des comportements, s'il était appliqué isolément.

Dans cette optique, nous pouvons donc considérer que les techniques non-directives, particulièrement utiles lors de l'animation ou de la discussion de groupe, ou lors de l'initiation à la communication non-violente, mais encore dans l'entretien d'aide, ne suffisent évidemment pas pour assurer le développement de l'attitude altruiste.

Les procédures dont nous avons établi expérimentalement les effets complémentaires sont susceptibles de contribuer, dans une situation d'urgence, à l'adoption du comportement d'aide en faveur d'une victime inconnue. Toutefois, au-delà, si le programme s'étale dans le temps en exploitant des approches différentes de la relation humaine et de ses carences, nous avons la possibilité – nos recherches l'ont bien confirmé – de modifier aussi les attitudes et, plus spécialement, de développer l'attitude altruiste. Ce développement est la condition sine qua non d'un changement comportemental à long terme.

L'inventaire des procédures capables de contribuer au développement de l'attitude altruiste aura cependant toujours, nous semble-t-il, un caractère trop limitatif. La variété des situations sociales et la richesse des rapports humains devraient autoriser constamment le chercheur et le pédagogue à en élaborer de nouvelles.

Nous ne reviendrons pas sur celles testées au cours de nos expérimentations et qui ont été présentées précédemment. Nous y renvoyons le lecteur. Le programme d'interventions auquel nous avons eu recours n'a aucune prétention d'exhaustivité et il n'a pas d'autre ambition que de proposer des exemples assurément perfectibles. Nous pensons néanmoins que leur sélection doit s'opérer dans une perspective d'appropriation des moyens aux objectifs. Dès lors, dans la mesure où le processus d'autonomisation est bien l'une des finalités retenues, les stratégies didactiques devraient transmettre les informations destinées aux élèves en évitant, lorsque c'est possible, l'exposé magistral.

Ne perdons pas de vue que la prise de conscience des conduites habituelles des individus adultes et, selon toute vraisemblance, de la grande majorité des bénéficiaires du programme peut déterminer ou accroître un sentiment de culpabilité. Transmises de manière dogmatique par l'adulte, les informations risquent d'être perçues comme moralisatrices et, en accentuant le stress des sujets, de susciter des résistances affectives ou une réaction de rejet.

L'exposé magistral constitue une situation d'apprentissage adéquate lorsque l'on vise l'entraînement systématique de la capacité de concentration ou la restitution mnémonique. En revanche, puisque nous souhaitons développer les compétences grâce auxquelles le jeune pourra décider lui-même, en toute autonomie, de l'adoption d'un comportement social, une telle situation d'apprentissage ne paraît pas la plus opportune.

Nous proposons de lui substituer **l'incitation au recueil d'informations** (L.Vandevelde, 1983 ; M. Frydman, 1986). Cette situation d'enseignement-apprentissage pourrait être appliquée à la préhension de certaines questions qui se posent dans la vie sociale.

La technique consiste à confronter l'élève à une série de problèmes nouveaux qu'il doit résoudre par la recherche personnelle d'informations non encore acquises ou par le traitement de celles-ci. L'élève dispose, bien entendu, du matériel de référence à l'aide duquel les solutions peuvent être trouvées. Dans certains cas, il lui suffit d'identifier ou de sélectionner, grâce à une ou plusieurs consultations successives, la donnée (ou les données) nécessaire(s). Dans d'autres cas, le renseignement découvert exige, préalablement à son utilisation, une opération intellectuelle, telle l'interprétation, l'extrapolation, ou l'analyse, par exemple. Les questions proposées peuvent couvrir une gamme d'exigences extrêmement étendue et réclamer une ou plusieurs consultations, dans un ou plusieurs référentiels différents, avec, éventuellement, un détour intellectuel à chacune des étapes. La difficulté du problème à résoudre dépend à la fois de la complexité des contenus, mais surtout du niveau d'exigences de la question (la présence ou l'absence d'un mot inducteur qui permet d'identifier la rubrique comportant l'information pertinente, le nombre de consultations, le traitement éventuel des données).

L'acquisition des compétences nécessitées par le recours à la méthode de la consultation des références demande évidemment un entraînement des élèves qui peut débuter de manière précoce, c'est-à-dire dès que la capacité de lire est acquise.

À la lumière des observations réalisées et des résultats enregistrés aux cours de nos expérimentations, nous pensons que le film peut également s'avérer utile en tant que moyen de formation.

La généralisation de la télévision a permis à une foule de journalistes et de cinéastes de filmer, sur le terrain, dans le milieu proche ou lointain, d'innombrables comportements sociaux qui sont d'ailleurs présentés dans les journaux télévisés. Ces séquences peuvent être magnétoscopées et analysées par les élèves d'une classe. Bien exploités, de tels documents, en favorisant la perception du problème qui se pose dans une situation donnée, mais aussi, dans certains cas, des conséquences éventuelles pour les victimes, conduisent à une réflexion pertinente et, le cas échéant, à une vérification des données réunies en recourant à d'autres sources. L'élève doit apprendre aussi que le journal télévisé n'et pas une fenêtre ouverte sur le monde. L'information fournie est une information tronquée, partielle, sélectionnée et le problème de l'objectivité doit donc toujours être posé. Cette exigence implique la prise en considération de tous les arguments et des diverses thèses en présence.

Pour arriver à une efficacité optimale de l'utilisation du film, le document doit être présenté, discuté - parfois une seconde projection se révèle nécessaire - et, idéalement, les élèves devraient bénéficier d'une éducation aux médias. Celle-ci répond d'ailleurs aux finalités proposées car, à une époque où l'image est un élément capital de l'information, à une époque où la télévision est si souvent la première source d'informations, l'autonomie passe immanquablement par le décodage et l'évaluation des messages transmis.

La découverte des manipulations de la publicité et l'initiation des jeunes au décodage de celles-ci constituent un exemple illustratif des possibilités de formation du futur citoyen. En effet, la sensibilité de l'individu aux techniques publicitaires les plus sophistiquées est conditionnée par sa passivité. Par contre, à partir du moment où nous transformons le jeune en un récepteur actif, vigilant, attentif, il contrôle le processus et la manipulation a peu de chances, dès lors, d'aboutir à un comportement d'achat ou de consommation.

Apprendre à écouter

Sous l'influence des protagonistes d'un mouvement qui recommandait le recours aux méthodes actives, de plus en plus d'enseignants, surtout après la seconde guerre mondiale, ont suscité la participation des élèves. Au lieu de distribuer une matière à des sujets qui restaient passifs en évaluant principalement la restitution d'un contenu, les maîtres entrecoupaient l'exposé de questions et incitaient les élèves à y répondre.

Dans une telle conception, l'élève ne devait donc pas se contenter de fixer dans la mémoire le contenu d'une leçon, mais aussi prendre la parole, communiquer et s'exprimer. L'entraînement auquel de nombreux enfants et adolescents ont été soumis a ainsi été à la base de progrès non négligeables au niveau de l'expression.

En revanche, on négligeait l'apprentissage de **l'écoute** dont l'acquisition réclame pourtant une préparation suffisamment étendue dans le temps. Cet apprentissage peut s'effectuer lors des discussions de groupe à condition de centrer l'attention et l'intérêt des bénéficiaires sur les émotions et le contenu significatif du message exprimé par chacun des interlocuteurs avant de les amener à y réagir.

Cette capacité demande que l'on puisse faire abstraction d'une idée ou d'une préoccupation personnelles pour tenir compte de l'état affectif d'un compagnon. L'acquisition de cette compétence n'est toujours pas assurée par l'école, alors qu'elle contribuerait puissamment au développement de l'empathie et à la compréhension mutuelle.

Le jeune doit apprendre à écouter celui qui parle et cette affirmation se justifie davantage encore lorsque les interlocuteurs ont des opinions contrastées ou lorsqu'ils sont en conflit. Dans ce cas, comme l'a écrit Véronique Kiesel (33), *il y a toujours deux versions différentes et il vaut toujours mieux discuter que se battre. Dans son article, l'auteur n'hésite pas à aller jusqu'au bout de son argumentation en reprenant un projet avancé par un groupe de* **Prix Nobel de la Paix** *visant à apprendre la paix à tous les enfants du monde.*

---

[33] Le journal *Le Soir* du 30 décembre 2001.

Promouvoir la paix

Lorsque E. Staub a abordé l'étude des génocides et de la violence entre groupes ou envers certains groupes (à partir surtout de 1996), il s'est demandé pourquoi les témoins assistaient passivement aux événements. Il a pris conscience de la nécessité de recourir à une approche pluridisciplinaire en fonction des nombreux facteurs qui peuvent avoir une incidence sur l'apparition des comportements les plus violents et, à la limite, conduire à un génocide.

E. Staub considérait que le point de départ est généralement constitué par les conditions sociales plus ou moins pénibles auxquelles certains groupes sont confrontés. Celles-ci entraînent nécessairement de graves frustrations et portent atteinte au besoin de sécurité et à la qualité des relations interpersonnelles. Les individus tenteraient de surmonter les obstacles, de répondre à leurs besoins et de surmonter leurs frustrations aux dépens d'un groupe perçu comme responsable de toutes les difficultés rencontrées. Celui-ci deviendrait, dès lors, un bouc émissaire. A partir du moment où de tels sujets extériorisent leur agressivité à l'égard du bouc émissaire, les individus se transforment. Ils adopteraient de plus en plus aisément des comportements violents et des mesures discriminatoires dont la fréquence et l'intensité tendraient à s'accroître sans cesse pour être portées à leur paroxysme et aboutir, par exemple, au génocide.

La dépréciation habituelle d'un groupe, l'absence de pluralisme au sein de la société, l'utilisation antérieure de la violence pour résoudre un conflit, seraient des facteurs adjuvants. D'autant plus que les citoyens, dans leur grande majorité, restent passifs et cette passivité aurait un effet renforçateur au regard des comportements mis en jeu par les individus violents.

E. Staub a conclu au caractère indispensable de la prévention et, en particulier, grâce à l'éducation assurée par l'institution scolaire.

Et si on enseignait la non-violence dès le début de la scolarité afin que chaque pays la fasse éclore au cours d'une décennie spéciale ?

Véronique Kiesel a repris cette idée suggérée par l'O.N.U. et elle a posé une seconde question pertinente :

> **Si chaque nation a des écoles militaires, où sont les écoles de la paix ?**

Tout en reprenant l'initiative des **Prix Nobel de la Paix,** l'auteur a rappelé une réflexion de Ghandi émise dès 1930 :

> **Si nous voulons arriver à une paix véritable, et si nous voulons mener une vraie guerre à la guerre, nous devons commencer par les enfants.**

Bouleversés par la souffrance d'enfants confrontés, partout dans le monde, à divers types de violence, les Prix Nobel ont utilisé leur force de persuasion et ils ont convaincu le Secrétaire Général de l'Organisation des Nations Unies de déclarer la première décennie du XXI-ième siècle **Décennie internationale pour une culture de la paix et de la non-violence.**

Dans tous les pays du monde, de nombreux enfants souffrent de la violence et de ses conséquences. Cette violence s'exerce entre les enfants eux-mêmes, dans les rues, à l'école, dans la vie familiale et au sein des diverses communautés.

Beaucoup d'enfants vivent dans une culture de la violence. D'où l'espoir des **Prix Nobel** relayés par l'**O.N.U.**, l'**UNESCO** et l'**UNICEF**, de découvrir, à la fin de la décennie, l'introduction par tous les pays du monde, **d'une éducation à la non-violence et à la prévention des conflits.**

Sans doute n'est-il pas inutile de reprendre, à présent, la question posée après le rappel des événements de Józefów. Comment peut-on expliquer que les policiers du bataillon 101 aient pu, de sang froid, exécuter, d'une balle dans la nuque, des milliers de personnes innocentes – principalement des femmes et des enfants – forcées de se coucher sur le sol face contre terre, et de répéter ce comportement à d'innombrables reprises durant des journées entières ?

La possibilité de se désister leur avait pourtant été donnée par le major du bataillon, mais à peine plus de 2 % d'entre eux ont saisi cette opportunité. Au cours d'intérrogatoires auxquels ils furent soumis une vingtaine d'années plus tard, ces hommes ont évoqué les ordres donnés, la pression du groupe, la crainte de perdre la face, la crainte d'étaler de la lâcheté aux yeux des camarades, ou encore, l'inutilité de ce désistement qui, de toute façon, n'aurait pas modifié le cours des événements.

Ces individus, il est vrai, avaient été préparés à leur tâche dans un univers dont les finalités étaient aussi éloignées que possible de celles d'un programme visant au développement de l'altruisme. Un univers au sein duquel il était interdit de contester, d'exprimer la moindre critique à l'égard du pouvoir, voire de penser, et qui a conduit à la violence, à la guerre et au génocide. Totalement déshumanisés, ces hommes, nourris et profondément imprégnés de préjugés racistes, ont suivi les ordres sans se poser de questions et sans éprouver la moindre culpabilité.

En revanche, si un programme administré dès le début de la scolarité permettait, à la fois, l'amplification de la relation d'altérité, le développement de l'empathie et de l'attitude altruiste, l'initiation à l'écoute et à la communication non-violente, et s'il recourait à une méthodologie appropriée à la prévention des conflits tout en suscitant la participation et les initiatives personnelles, n'aurait-il pas toutes les chances de favoriser une véritable accession à la citoyenneté et de contribuer à l'élimination des comportements asociaux nécessairement perçus comme inconcevables ?

Les résultats obtenus à l'occasion de nos recherches nous incitent à répondre par l'affirmative même si nous savons qu'il faudra vraisemblablement plusieurs décennies pour atteindre l'objectif des Prix Nobel de la Paix.

BIBLIOGRAPHIE

A

ADERMAN, D. S., BERKOWITZ, L. ; Oberservational set, Empathy and Helping. *Journal of Personality and Social Psychology*, 1970, 14, 141-148.

ADERMAN, D. S.., Elation, depression, and Helping behavior. *Journal of Personality and Social Psychology*, 1972, 24, 191-101.

ALLPORT, G. W. , Attitudes : In C. Murchison (Ed.), *Handbook of Social Psychology* (vol. 2). Worchester, MA : Clark University Press, 1935.

AMATO, P. R., Helping behavior in urban and rural environments : field studies based on a taxonomic organization of helping episodes. *Journal of Personality and Social Psychology*, 1983, 45, 571-586.

B

BAR-TAL, D. , RAVIV, A., GOLDBERG, M., Helping behavior among preschool children : an observational study.*Child Development*, 1982, 53, 396-402.

BATSON, C. D., GRAY, R. A., Religious orientation and helping behavior : responding to one's own or to the victim's need ? *Journal of Personality and Social Psychology*, 1981, 40 , 511-520.

BATSON, C. D., BATSON, J. G., GRIFFIT, C. A., BARRIENTOS, S., BRANDT, J. R., SPRENGELMEYER, P., BAYLY, M.J., Negative-state relief and the empathy-altruism hyposthesis, *Journal of Personality and Social Psychology*, 1989, 56 (6), 922-933.

BATSON, C. D., OLESON, K. C., Current status of the empathy-altruims hypothesis. In M. S. Clark (Ed.), *Review of Personality and Social Psychology : Altruism and Prosocial Behavior.* (Vol. 12). Beverly Hills, CA : Sage, 1991.

BELLEMARE, P., NAHMIAS, J.-F., *L'enfant criminel*, Albin Michel, 1998.

BERKOWITZ, L., Social norms, feelings and other facors affecting helping and altruism : In L. Berkowitz (Dir.), *Advances in experimental psychology* (vol. 6), New York, Academic Press,1972.

BERKOWITZ, L., Mood, self-awareness and willigness to help. *Journal of Personality and Social Psychology*, 1987, 52, 721-729.

BICKMAN, L., Social influences and diffusion of responsibility in an emergency. *Journal of Personality and Social Psychology*, 1972, 8, 438-445.

BICKMAN, L., Sex and helping behavior, *Journal of Social Psycholoy*, 1974, 93, 43-53.

BLOOM, B.S., KRATHWOL, D. R., MASIA, B. B., *Taxonomie des objectifs pédagogiques*, tome 2, Domaine affectif, trad. Lavallée, M., Education nouvelle, Montréal, 1969.

BORKE, H. Interpersonnal perception in young children. Egocentrism or empathy ? *Developmental Psychology*, 1971, vol. 5, 2,263-269.

BOROFSKY, G., STOLLACK, G., MESSE, L., Bystander reactions to physical assoult : sex differences in socially responsible behavior. *Journal of Personality and Social Psychology*, 1971, 7, 313-318.

BROWNING, C. R., Ordinary men : Reserve Police Battalion 101 and the final solution in Poland. *Harper Perennial*, N. Y., 1998.

BREWER, M. B. and CRANO, W. D., *Social Psychology*. West Publishing Company, 1994.

C

CACIOPPO, J. T., LOSCH, M. E., PETTY, R. E., Attributions of responsibility for helping and doing harm. *Journal of Personality and Social Psychology*, 1986, 50, 100-105.

CAPLAN, M. Z., HAY, D. F., Preschoolers' responses to peers' distress and beliefs about bystander intervention. *Journal of Child Psychology, Psychiatry and allied disciplines*, 1989, 30 (2), 231-242.

CIALDINI, R. B., KENRICK, D. T., BAUMANN, D. J., Effects of mood on prosocial behavior in children and adults. In N. Eisenberg (Ed.), *The development of Prosocial Behavior* (339-359). Orlando, FL. : Academic Press, 1982.

CIALDINI, R. B., SHALLER, M. HOULIHAN, D., ARPS, K., FULTZ, J., BEAMAN, A. L., Empathy based helping : Is it selflessly or selfishly motivated ? *Journal of Personality and Social Psychology*, 1987, 52, 749-758.

CLARK, R. D., WORD, L. E., Why don't bystanders help ? Because of ambiguity. *Journal of Personality and Social Psychology*, 1972, 24, 392-400.

CLARK, R. D., WORD, L. E., Where is the apatic bystander ? Situational caracteristics of the emergency. *Journal of Personality and Social Psychology*, 1974, 29, 279-287.

COLAZZI, A., WILLIAMS, K. J., KAYSON, W. A., When will people help ? The effects of gender, urgency, and location on altruism. *Psychological Reports*, 1984, 55, 139-142.

D

DARLEY, J. M., LATANE, B., Bystander intervetion in emergencies : Diffudion of responsibility. *Journal of Personality and Social Psychology*, 1968, 8, 377-383.

DARLEY, J. M., LEWIS, L.D., TEGER, A. I., Do groups always inhibit individuals' responses to potential emergencies ? *Journal of Personality and Social Psychology*, 1973, 26, 395-399.

DARLEY, J. M., BATSON, C. D., From Jerusalem to Jericho. A study of situational and dispositional variables in helping behavior. *Journal of Personality and Social Psychology*, 1973, 27 (1) 100-108.

DOVIDIO, J. F. Helping behavior and altruism : An emperical and conceptual overview. *Advances in experimental social psychology*, 1984, 17, 361-427.

E

EAGLY, A. , CROWLEY, M. Gender and helping behavior : A meta-analytic review of the social psychological literature. *Psychological Bulletin*, 1986, 100, 283-308.

EISENBERG, N., LENNON, R., Sex differencies in empathy and related capacities. *Psychological Bulletin* 1983, 10, 345-357.

EISENBERG, N., MILLER, P.A., The relation of empathy to prosocial and related behaviors. *Psychological Bulletin*, 1987, 101, 91-119.

EISENBERG, N., FABES, R. A., MILLER, P. A., FULTZ, J., SHELL, R., MATHY, R. M., RENO, R. R., Relation of sympathy and personnal distress to prosocial behavior : A multimethod study.? *Journal of Personality and Social Psychology*, 1989, 57, 55-66.

F

FEDLER, F., Studies show people still willing to help a stranger, but especially a woman. *Psycological Reports*, 1984, 54, 365-366.

FREY, D. L., GARTNER, S. L., Helping and the avoidance of inappropriate interrelation behavior : A strategy that perpetuates a non-prejudiced self-image. *Journal of Personality and Social Psychology*, 1986, 50, 1483-1090.

FRYDMAN, M., TOURNEUR, Y, Quelques axes de réflexion en matière de formation des ensegnants. *Les Dossiers du C.E.R.F.A.*, Université de Haut-Alsace, Mulhouse, 1978, 10, 3- 8.

FRYDMAN, M., FOUCART, P. Le comportement d'aide dans une situation critique. *Bulletin de Psychologie*, 1984, XXXVII, 364, 376-384.

FRYDMAN, M., TUMELAIRE, J.-P., Le compportement d'aide chez l'enfant. Conduites, évolution et facteurs situationnels. *Cahiers de Psychologie Sociale*, 1985, XXVIII, 4, 17-25.

FRYDMAN, M., BRUYNINCKX, M., Le comprtement d'aide à l 'égard du handicapé. *Cahiers de Psychologie Sociale*, 1987, 36, 2-9.

FRYDMAN, M., RISTAGNO, S., Contribution à la formation initiale des maîtres de l'enseignement primaire. *Les Sciences de l'Education*, Univesrité de Caen, 1987, 1, 171-187.

FRYDMAN, M., ALLEGAERT, J., S'autoformer dans l'enseignement technique et professionnel. Labor, 1986.

FRYDMAN, M., RITUCCI, G., Le développement de l'attitude altruïste. Expérimentation et évaluation d'un programme centré sur le comportement d'aide. *Enfance*, 1988 (3-4), 73-85.

FRYDMAN, M., RITUCCI, G., Development of altruistic attitude. Testing and evaluation of a program centered on helping behavior. *Western European Education*, USA 1990-1991, vol. 22, 4.

FRYDMAN, M., MESDAGH, J.-C., L'attitude altruiste. Evaluation d'une préparation systématique de l'enfant en milieu scolaire. *Cahiers Internationaux de Psychologie Sociale*, 1994, 2, 7-22.

FRYDMAN, M., LEDRU, L., HOFMANS, V., MOLIINIER, C., MOUASSI, F.. Le développement de l'attitude altruïste. Expérimentation d'un programme d'éducation sociale. *Enfance*, 1995, 1, 89-100.

FRYDMAN, M., Télévision et violence. Bilan et réponses aux questions des éducateurs. *E.M.I.S.*, 1993.

FRYDMAN, M. Violence, vandalisme et agresisvité. L'influence des médias. In *Cahiers des Sciences Morales et Politiques*, P.U.F., 2003, 18, 19-38.

FULTZ, J., BATSON, C.D., FORTENBACH, V. A., Mc CARTHY, P. M. , Social evaluation and the empathy-altruism hypothesis. *Journal of Personality and Social Psychology*, 1986, 50, 761-769.

G

GAERTNER, S. L., BICKMAN, L., Effects of race on the elicitation of helping behavior. The wrong number technique. *Journal of Personality and Social Psychology*, 1971, 20, 218-222.

GAERTNER, S. L., DOVIDIO, J.-F., The subtlety of white racism arousal and helping behavior. *Journal of Personality and Social Psychology*, 1977, 35, 691-707.

GAERTNER, S. L., DOVIDIO, J.-F., JOHNSON, G., Race of victim, non-responsive bystanders, and helping behavior. *Journal of Social Psychology*, 1982, 117, 69-77.

GALICHET, F. Quelle éducation à la citoyenneté dans une société défective ? In *L'éducation à la citoyenneté*, Pagé M., Ouellet F., Cortesao L (Ed. C.R.P., Université de Sherbrooke, 2001)

GUTMAN, J., BAR-TAL, D., LEISER, P., The effects of various reward situations on children's helping behavior. *Educational Psychology*, 1985, 5, 65-71.

H

HARRIS, M., HUANG, L. Competence and helping. *The Journal of Social Psychology*, 1973, 89, 203-210.

HENRI, P., *Les aveugles et la société. Contribution à la psychologie sociale de la cécité.* P.U.F; Paris, 1958

HOFFMAN, M. L., Altruistic behavior and the parent-child relationship, *Journal of Personality and Social Psychology*, 1975, 31, 937-943.

HOFFMAN, M. L., Is altruism part of human nature ? *Journal of Personality and Social Psychology*, 1981, 40, 121-137.

HEBERT-SUFFRIN, C. *Les savoirs, la réciprocité et le citoyen.* Desclée-de Brouwer, 1998.

I

ISEN, A.M., LEVIN, P. F., Effect of feeling good on helping : Cookies and kindness. *Journal of Personality and Social Psychology*, 1972, 21, 384-388.

ISEN, A. M., HORN, N., ROSENHAN, D. L., Effects of succes and failiure on children's generosity. *Journal of Personality and Social Psychology*, 1973, 27, 239-248.

ISEN, A. M., CLARK, M., SCHWARTZ, M., Duration of the effect of good mood on helping : « Footprints in the Sands of Time », Journal of Personality and Social Psychology, 1976, 34, 385-393.

ISEN, A. M., Positive affect, cognitive processes, and social behavior. In L. Berkowitz (Ed.), Advances in Experimental Social Psychology, New York : Academic Press, 1987 (20).

ISTASSE, F., Contribution à la formation continuée dans l'enseignement spécial. Mémoire de licence non publié, Faculté des Sciences Psycho-Pédagogiques, Université de Mons-Hainaut, 1982.

K

KREBS, D., Empathy and altruism, *Journal of Personality and Social Psychology*, 1975, 32, 1134-1146.

KORTE, C., Helpfulness in the urban environment. In A. Baum, J.E. Singer, S. Valins (Dir.). *Advances in Experimental Psychology* (vol. 1). Hillsdale, N. J. Lawrence Erllbaum, 1978.

KENRICK, D. T., BAUMAN, D. J., CIALDINI, R. B., A step in the sociocialization of altruism as hedonism : Effects of negative mood on children's generosity under public and private conditions. *Journal of Personality and Social Psychology*, 1979, 37, 747-755c.

KALLIGUSKA, M., Children's helping behavior : Personality factors and parental influences related to helping behavior. *Suomalainen Tiedeokatemia*, Helsinki, 1980.

KARYLOWSKI, J., Two types of altruistic behavior : Doing good to feel good or to make the other feel good (In Dovidio J._F., 1984).

L

LADD, G. W., LANGE, G., STREMMEL, A., Personnal and situationnal influences on children's helping behavior : Factors that mediate compliant helping. *Child Development*, 1983, 54, 488-501.

LARSEN, O. N., *Violence and the mass media*. New York, Harper and Row, 1968.

LATANE, B., DARLEY, J. M., Bystander intervention in emergencies : Diffusion of responsibility. *Journal of Personality and Social Psychology*, 1968, 8, 377-383.

LATANE, B., DARLEY, J. M., Group inhibition of bystander intervention in emergencies. *Journal of Personality and Social Psychology*, 1968, 10, 215-221.

LATANE, B., RODIN, J. , A lady in distress : Inhibiting effects of friends and strangers on bystander intervention. *Journal of Personality and Social Psychology*, 1969, 5, 189-202.

LATANE, B., DARLEY, J. M.,The unresponsive bystander : *Why doesn't he help* ? New York, Appletown-Century. Crofts, 1970.

LEFRANÇOIS, D. L'éducation à la citoyenneté et l'apprentissage de la discussion In *L'éducation à la citoyenneté*, Pagé M., Ouellet F., Cortesao L (Ed. C.R.P., Université de Sherbrooke, 2001)

LELEUX, C., *Repenser l'éducation civique. Autonomie, coopération, participation.* Le cerf, 1997

LEMAINE, G., LEMAINE, J.-M., *Psychologie sociale et expérimentation.* Mouton et Bordas, 1969.

LEYENS, J.-PH., CAMINO, L., PARKE, R. D., BERKOWITZ, L ? Effects of Movie Violence on Agression in a Field Setting as a Function of Group Dominance and Cohesion. *Journal of Personality and Social Psychologye*, 1975, 32, 346-360.

LEYENS J.-PH., *Psychologie sociale*, Mardaga, 1979.

LEYENS J.-PH., YZERBYT, V., *Psychologie sociale*, Mardaga, 1997.

M

MANUCIA, G., BAUMAN, D. J., CIALDINI, R. B., Mood influences on helping : Direct effects or side effects ? *Journal of Personality and Social Psychology*, 1984, 46, 357-364.

MILGRAM, S., The experience of living in cities, *Science*,1970, 167, 1461-1468.

MILGRAM, S., *The individual in a social world.* Reading Mass., Addison-Wesley, 1977.

MOORE, B., UNDERWOOD, B., ROSENHAN, D. L., Affect and altruism, *Devlopmental Psychology*,1973, 8, 99-104.

MORGAN, C. J., Bystander intervention : Experimental test of a formal model. ? *Journal of Personality and Social Psychology*, 1978, 36,43-55.

MOULIN J., La préparation à la vie politique. Etude des compétences acquises à l'issue de l'enseignement secondaire. Mémoire de licence non publié, Faculté des Sciences Psycho-Pédagogiques, Université de Mons-Hainaut, 1991.

O

OTTEN, C. A., PENNER, L. A., WAUGH, G. That's what friends are for : The determinants of psychological helping. *Journal of Social and Clinical Psychology*, 1988, 7, 34-41.

P

PAGE, M., OUELLET, F., CORTESAO, L., *L'éducation à la citoyenneté*, C.R.P., Université de Sherbrooke, 2001.

PEARL, R., Children's understanding of other's need for help : Effects of problem explicitness and type. *Child Delopment*, 1985, 56, 735-745.

PIAGET, J., *La représentation du monde chez l'enfant, Paris, P.U.F.* 1972.

PILIAVIN, I. M., RODIN, J., PILIAVIN, J. A., Good Samaritanism : An underground phenomen ? *Journal of Personality and Social Psychology*, 1969,13, 289-299.

PILIAVIN, J. A., PILIAVIN, I. M., Effect of blood on reaction to a victim, *Journal of Personality and Social Psychology*, 1972, 23, 353-361.

PILIAVIN, I. M., PILIAVIN, J. A. , RODIN, J., Costs, diffusion, and the stigamatised victim. *Journal of Personality and Social Psychology*, 1975, 32, 429-438.

PILIAVIN, J. A., DOVIDIO, J. F., GAERTNER, S. L., CLARK, R. D., Responsive bystanders : The process of intervention. In V.J. DERLEGA and J. GRZELAK (Eds.), *Cooperation and helping behavior : Theories and research*. New York : Academic Press, 1982.

POMAZAL, R. J., JACCARD, J. J., An informational approach to altruistic behavior. *Journal of Personality and Social Psychology*, 1976, 33, 317-326.

R

ROGERS, C., KINGET, G. M., *Pyschothérapie et relations humaines*, Nauwelaerts, 1987.

ROSENBERG, M. B. *Les mots sont des fenêtres. Introduction à la communication non-violente*. Jouvence, Genève, 1999.

ROSENHAN, D. L., UNDERWOOD, B., MOORE, B., Affect moderates selfgratification and altruism. *Journal of Personality and Social Psychology*, 1974, 30, 546-552.

ROSENHAN, D. L., SALOVEY, P. HARGIS, K., The joys of helping : Focus of attention mediates the impact of positive affect on altruism. *Journal of Personality and Social Psychology*, 1981, 40, 899-905.

ROSENHAN, D. L., Toward resolving the altruism paradox : Affect, selfreinforcement and cognition. Extrait de L. WISPE (Dir.), *Altruism, sympathy, and helping*. New York, Academic Press, 1978.

ROSS, A. S., The effect of observing a helpful model on helping behavior. *Journal of Personality and Social Psychology*, 1970, 81, 131-132.

ROSS, A. S., The effect of increased responsibility on bystander intervention : The presence of children. *Journal of Personality and Social Psychology*, 1971, 19, 306-310.

RUBIN, K. H., SCHNEIDER, F. W., The relationship betwen moral judgement, egocentrism, and altruistic behavior. *Child Development*, 1973, 44, 661-665.

RUSHTON, J. P., Genrosity in children : Immediate and long term effects of modeling, preaching and moral judgement. *Journal of Personality and Social Psychology*, 1975, 31, 459-466.

S

SCHWARTZ, S. H., Normative influences on altruism. In L. BERKOWITZ (Ed.). i *Advances in Experimental Social Pychology* (vol. 10). New York : Academic Press, 1977.

SCHWARTZ, S. H., CLAUSEN, G. T., Responsibility, norms and helping in emergency. *Journal of Personality and Social Psychology*, 1970, 16, 299-310.

SCHWARTZ, S. H., GOTTLIEB, A. , Bystander reactions to a violent theft : Crime in Jerusalem. *Journal of Personality and Social Psychology*, 1976, 34, 1188-1199.

SCHWARTZ, S. H., GOTTLIEB, A. , Bystander anonymity and reactions to emergencies. *Journal of Personality and Social Psychology*, 1980, 39, 418-430.

SHOTLAND, R. L., HEINOLD, W. D., Bystander response to arterial bleeding : Helping skills, the decision-making process and differenciating the helping response. *Journal of Personality and Social Psychology*, 1985, 49, 347-356.

STAUB, E., A child in distress : The influence of age and number of withnesses on children's attempts to help. *Journal of Personality and Social Psychology*, 1970, 14, 130-140.

STAUB, E., A child in distress : The influence of nurturance and modeling on children's attempt to help. *Devlopmental Psychology*, 1971, 1, 124-132.

STAUB, E., Genocide, mass killing, and other group violence : Origins and prevention. *: Journal of Peace Psychology*, 5, 303-336, 1999.

STAUB, E. Genocide and mass killing : Origins, prevention, healing and reconciliation. *Political Psychology*, 21, 367-383, 2000.

STAUB, E, Studying and Promoting Altruism and Studying and Working to prevent Genocide in *Light from the Ashes*, Peter Suedfeld, Ed; University of Michigan, 2001.

STERN, D. *Mère et enfant. Les premières relations*. Mardaga, 1977.

T

THOMPSON, W. G., COWAN, C. L., ROSENHAN, D. L., Focus of attention mediates the impact of negative affect on altruism. *Journal of Personality and Social Psychology*, 1980, 39, 291-300.

TOI, M., BATSON, C. D., More evidence that empathy is a source of altruistic motivation. *Journal of Personality and Social Psychology*, 1984, 43, 281-292.

V-W

VANDEVELDE, L., *Aider à devenir*. Nathan-labor, 1983.

WEISS, R. F., BUCHANAN, W., ALSTATT, L., LOMBARDO, J. P., Altruism is rewarding. *Science*, 1971, 1262-1263.

WEYANT, J. M., Effect of mood states, costs and benefits on helping. *Journal of Personality and Social Psychology*, 1978, 36, 1169-1176.

WILSON, J., PETRUSKA, R., Motivation, model attributes, and prosocial behavior. *Journal of Personality and Social Psychology*, 1984, 46, 458-468.

WISPE, L. G., FRESCHLEY, H. B., Race, sex, and sympathetic helping behavior : The broken bag caper. *Journal of Personality and Social Psychology*, 1971, 17, 59-65.

Z

ZIMBARDO, P.G., The human choice : Individuation, reasons and order versus deindividuation, impulse and chaos. In W.J. Arnold and D. Levine (Eds.). Nebraska symposium on motivation (Vol. 17, pp. 237-307). Lincoln : University of Nebraska Press.

W[illegible]M[illegible], M., Effect of mood states: costs and benefits [illegible] *Social [illegible]*, 1978, [illegible], [illegible].

W[illegible]S[illegible], [illegible] & [illegible], A., [illegible] model attachment and prosocial behavior, *Journal of Personality and Social Psychology*, 1981, [illegible].

[illegible], G., [illegible]LEY, [illegible] B., [illegible] [illegible] behavior [illegible] *Journal of Personality and Social Psychology*, [illegible] 17, [illegible].

Z

Z[illegible] [illegible] The human [illegible] [illegible] [illegible] [illegible] [illegible] (Ed.), [illegible] pp. [illegible] [illegible] Press.

INDEX DES AUTEURS

A

B

C

H

I - K

L

M

N - O

P

R

S - T

V - W - Y - Z

INDEX THEMATIQUE

PSYCHOLOGIE / PSYCHANALYSE / PSYCHIATRIE / HISTOIRES DE VIE
à l'Harmattan

L'ACTIVITÉ PSYCHIQUE. De la psychiatrie à une théorie de la connaissance
MARCHAIS Pierre
L'activité spécifique de l'homme est de pouvoir penser. Mais qu'est-ce que penser? Penser, c'est cette activité de l'esprit qui crée des formes et des liens, et qui fonde ainsi les connaissances. Quels sont ces formes et ces liens? Comment le sujet organise-t-il le milieu dans lequel il se trouve? Par quelles opérations donne-t-il un sens aux choses? Voilà ce qu'expose le nouvel ouvrage du Dr. Pierre Marchais, qui s'appuie sur les données de la psychiatrie en les comparant à celles des autres disciplines.
(Coll. Psychanalyse et civilisations, 27 €, 304 p) *ISBN 2-7475-5074-5*

ADDICTION. Ce monde oublié
DUBOIS Thierry
Pendant huit années l'auteur a pris en charge, dans un cadre de Médecine Générale et également en cure analytique, un certain nombre d'addictifs-toximanes aux drogues dures et à l'alcool. Le fruit de ces expériences et de ces accompagnements a permis d'approcher et clarifier de nombreux modes de fonctionnements et d'éléments structurels chez ces patients qui, dans la majorité des cas, auront réussi à sortir vers un Extérieur d'eux-mêmes et se re-socialiser. Il existerait pour ce praticien une nécessité à reconsidérer l'addictif-toxicomane tout comme la notion d'Addiction.
(Coll. Psychanalyse et civilisations, 14.50 €, 159 p) *ISBN 2-7475-6818-0*

L'AMOUR ET HOMMAGE À ALBERT CAMUS
PORTNOY LANZENBERG Sylvie
Ce qui rend notre condition absurde, ce n'est pas tant la mort individuelle face à laquelle on ne peut rien ; c'est la malfaisance humaine qui met à l'agonie notre être relationnel libre de l'ego en l'emprisonnant dans des rapports de domination et de possession. Ce qui rend la vie humaine insensée, c'est notre imaginaire toute-puissance qui met à mort l'espoir et le réconfort du relationnel atemporel présent dans l'amour sachant échapper aux rapports de pouvoir.
(17.50 €, 93 p) *ISBN 2-7475-6208-5*

ANTHROPOLOGIE DES RELAXATIONS
Des méthodes modernes de loisirs, de soin et de gestion personnelle ?
HEAS Stéphane. Préface de Eliane PERRIN
Les méthodes psychocorporelles sont foison. Elles semblent se multiplier depuis quelques années en Europe. Les héritages occidentaux mais aussi orientaux des méthodes de relaxation et autre techniques de détente sont trop souvent sous estimés. Les analyses sociologiques et anthropologiques développées précisent à la fois les ressorts intimes agissant dans les séances de relaxation, mais aussi leurs dynamiques sociales et plus précisément professionnelles à l'interstice des milieux médicaux, éducatifs, ludiques, etc.
(Coll. Mouvement des Savoirs, 34 €, 426 p) *ISBN 2-7475-6823-7*

ASPECTS CLINIQUES ET PRATIQUES DE LA PRÉVENTION DE L'AUTISME
CAHIERS DE PREAUT *sous la direction de Graciela C. CRESPIN*
Ce premier numéro des cahiers de PREAUT ouvre une série de publications avant tout destinées aux professionnels de la prévention, de l'accueil et du soin des enfants autistes, ainsi qu'aux accompagnants de leurs familles. Les différentes interventions de ce numéro abordent les questions posées par l'autisme sur les plans clinique, thérapeutique, institutionnel et social, sans oublier de donner la parole aux familles sur les difficultés qu'elles rencontrent, afin d'ouvrir le débat et la concertation entre parents, professionnels et décideurs.
(Coll. Psychanalyse, médecin et société, 14.50 €, 163 p) ISBN 2-7475-6074-0

AUTOPSIE D'UN FANTÔME
DINTRICH Carmen
La théorie du fantôme de Nicolas Abraham postule qu'un traumatisme peut passer, sans jamais être formulé, de l'inconscient d'un parent à celui de son enfant. Pourquoi Victor est-il traversé par l'idée d'étrangler sa femme que pourtant il adore ? Pourquoi Juliette collectionne-t-elle les pianos ? Cet ouvrage tient à la fois du roman autobiographique et de l'enquête psychanalytique. A travers divers cas dont le sien, l'auteur illustre une fascinante théorie qui pourrait modifier profondément la manière de comprendre notre comportement.
(Coll. Psychanalyse et civilisations, 12.50 €, 132 p) ISBN 2-7475-6850-4

BIBLIOGRAPHIE DES ÉTUDES GIRARDIENNES
en France et en Italie
CASINI Federica
Voilà le premier ouvrage bibliographique dédié à l'oeuvre du penseur français et aux études consacrées à la théorie mimétique, ou qui s'en inspirent, publiées en France, en Italie et dans les pays francophones pendant ces quatre décennies. Il s'agit d'un outil pratique et exhaustif pour s'orienter dans ce vaste débat pluridisciplinaire, indispensable à tout chercheur en sciences humaines et à tout lecteur soucieux de s'informer sur un des plus riches paradigmes de la recherche actuelle.
(Coll. Crise et anthropologie de la relation, 17.50 €, 205 p) ISBN 2-7475-5977-7

DE CHAIR ET DE SENS
À la reconquête d'une parole mutilée
GERARD JEAN-JACQUES, BERGIER BERTRAND
Enfant des cités d'urgence, enfant victime de la maltraitance familiale, bagarreur, complice d'un hold-up à 14 ans, Jean-Jacques Gérard devient cadre commercial. Marié, deux enfants, il se retrouve en faillite tant d'un point de vue familial que professionnel. Son fils meurt , victime d'un double crime, violé puis tué. Prenant le contre-pied de la désespérance et de la haine, Jean-Jacques Gérard devient psychothérapeute et se spécialise en victimologie. Bertrand Bergier est ici un universitaire qui s'efface pour laisser place au témoignage recueilli et nous donner une parole de chair et de sens.
(Coll. AU-DELA DU TEMOIGNAGE, 11 €, 100 p) ISBN 2-7475-5940-8

LES CHEMINS DE LA LIBIDO
EMELINA Jean
Aujourd'hui le sexe est partout : dans nos rues, sur nos pages, sur nos écrans ; partout, un marché florissant, une prostitution en expansion, de l'érotisme de plus en plus "hot", du "X" de plus en plus "hard". C'est le fait de société le plus spectaculaire depuis la fin du XXe siècle. Pourquoi ce déferlement ? Comment se fait-il que la brève, l'épisodique, la pudique fonction de reproduction, coupée de ses fins, ait acquis en un demi-siècle cette publicité, cette hégémonie ?
(Coll. Sexualité humaine, 23 €, 259 p) *ISBN 2-7475-6481-9*

CONTRIBUTION À L'ÉTUDE DES ACCIDENTS MENTAUX CHEZ LES HYSTÉRIQUES (1893)
JANET Pierre
Introduction de Serge NICOLAS
Cet ouvrage est la thèse de médecine sur l'hystérie soutenue en 1893 par Pierre Janet. Pour lui, l'hystérie est une maladie mentale caractérisée par des symptômes moraux ; le principal est un affaiblissement de la faculté de synthèse psychologique avec rétrécissement du champ de la conscience. L'hystérie est ainsi une forme de désagrégation mentale caractérisée par la tendance au dédoublement permanent de la personnalité, une idée que Freud et Breuer défendait la même année (1893).
(27 €, 300 p) *ISBN 2-7475-7381-8*

LE CORPS ET LA PEINE DES HOMMES
BENOIT Pierre,
préface de Jean PERROY
Tout au long de sa vie d'homme, de médecin, de psychanalyste, Pierre BENOIT (1916-2001) n' a cessé de se laisser interroger par la question de la souffrance. Reconnaître l'humain dans sa spécificité, au cœur même des processus en jeu dans le corps de celui qui souffre, comme à toutes les étapes du processus de l'hominisation et de l'humanisation, tel a été son projet. Observant que "la peine des hommes" n'est jamais dissociée des réalités langagières à l'œuvre au sein même du corps, il fut conduit à privilégier ce qui jamais ne manque dans les relations humaines : les effets de transfert.
(Coll. Psychanalyse et civilisations, 38 €, 490 p) *ISBN 2-7475-6904-7*

LA CRISE DE LA PSYCHOLOGIE À L'UNIVERSITÉ EN FRANCE
1. Origine et déterminisme
JALLEY Emile
Il existe aujourd'hui un contraste entre la vitalité expansive de la psychologie en dehors de l'université et sa situation critique à l'intérieur de l'université. A propos de cette "crise de la psychologie à l'université", deux ouvrages répondent au même titre mais avec des angles différents. Dans ce premier volume, on s'interroge sur le réseau des toutes premières raisons historiques d'une telle crise dès 1945 puis 1968, jusqu'en 1990.
(Coll. Questions contemporaines, 39 €, 530 p) *ISBN 2-7475-6400-2*

LA CRISE DE LA PSYCHOLOGIE À L'UNIVERSITÉ EN FRANCE
2. Etat des lieux depuis 1990
JALLEY Emile
Il existe aujourd'hui un contraste entre la vitalité expansive de la psychologie en dehors de l'université. La formation universitaire des psychologues fonctionne aujourd'hui dans une institution de structure "dissymétrique", construite au détriment durable de la psychologie clinique, et largement inadaptée aux besoins réels de la demande sociale. Dans ce second volume, on étudie les mécanismes actuels de la crise de la "Psychologie à l'université" depuis les années 1990.
(Coll. Questions contemporaines, 39 €, 514 p) *ISBN 2-7475-6401-0*

LE DÉCLIN DU MODÈLE OEDIPIEN
RUBIN Gabrielle
Nos systèmes sociaux, religieux et familiaux sont organisés suivant un modèle oedipien, c'est-à-dire hiérarchique et vertical : au pinacle, Dieu le Père règne sur l'Univers. Un cran plus bas se tient le roi (le Pape, l'empereur), qui régente la nation et enfin le père. Cette organisation semble disparaître au profit d'un modèle fraternel-horizontal car, la marche de la société se calque sur celle de l'enfant : pour elle aussi, il y a eu une Déesse mère à l'aube de l'histoire, remplacée ensuite par Dieu le Père. Verrons-nous le modèle d'identification des enfants ne plus être le père mais l'assemblée des frères ?
(Coll. Etudes psychanalytiques, 14.50 €, 158 p) *ISBN 2-7475-6984-5*

LA DÉPRESSION
Approche cognitive et comportementale
KLEFTARAS Georges
Le but de ce livre est de donner au lecteur d'une part une vision claire et complète de la dépression aussi bien en ce qui concerne les symptômes, qu'en ce qui concerne l'épidémiologie et la classification, d'autre part, une revue critique et surtout une valorisation des théories contemporaines qui essaient de comprendre et d'expliquer ce trouble.
(Coll. Psychologiques, 21.50 €, 255 p) *ISBN 2-7475-6230-1*

DEVENIR DES PROCESSUS PUBERTAIRES
Dans les cures de jeunes adultes
DE CHAUVELIN Christine
A partir de cures d'adolescents et de jeunes adultes, l'auteur met en lumière la fulgurance des processus pubertaires, souvent restés inachevés. Par leur courage et leur endurance ces jeunes analysants retravailleront les processus bloqués pour accéder enfin à la subjectivité. Reprendre le travail d'adolescence semble indispensable et très fructueux pour l'avancée, puis le dénouement de la cure psychanalytique.
(Coll. Psychologiques, 16 €, 174 p) *ISBN 2-7475-6217-4*

E DÉVELOPPEMENT DE L'INTELLIGENCE CHEZ L'ENFANT
euvres choisies III (1908)
NET Alfred, SIMON Théodore. Introduction de Serge NICOLAS
a première version du test d'intelligence inventée par Alfred Binet (1857-1911) et héodore Simon (1873-1961) date de 1904-1905. Conçue pour permettre un agnostic rapide d'arriération, elle était peu précise et ne comportait aucune dication d'âge. Par la suite, Binet va adapter son échelle aux enfants des écoles. ette échelle eut une renommée mondiale ; après avoir été traduite et adaptée, elle fut nployée dans de nombreux pays.
Coll. Encyclopédie psychologique, 12.20 €, 94 p) *ISBN 2-7475-6987-X*

A DOUBLE INSCRIPTION
nthropologie et psychanalyse : réflexions
ARRY Aboubacar
idée d'une double inscription est présente dans les mythes d'origine des sociétés ricaines, chaque ethnie affirmant que ses ancêtres sont venus d'ailleurs ; en général, s étaient d'une autre ethnie et ont fondé celle-ci en s'établissant au lieu où vit le oupe actuellement. La première partie de ce livre propose une interprétation mbolique de cette théorie de la double origine du groupe. La seconde partie porte ır des "données" dont on peut déduire une conception de l'identité humaine onstruite à partir d'une représentation biologique de l'homme.
Coll. psychanalyse et civilisations, 12 €, 124 p) *ISBN 2-7475-5624-7*

CRITS SUR L'APHASIE (1861-1869)
ROCA Paul. Introduction et textes réunis par Serge NICOLAS
aul Broca (1824-1869) fut un grand explorateur du cerveau et celui qui a découvert siège de l'aphasie. L'objectif de l'ouvrage est de donner des repères historiques édits sur la découverte du siège de l'aphasie et de permettre au lecteur l'accès aux ticles originaux de Broca. Dans une première partie, sur la base de documents de époque, ce livre décrit l'histoire détaillée de cette découverte médicale. Dans une econde partie, l'ouvrage rassemble pour la première fois toutes les publications iginales de Broca sur la localisation cérébrale du langage articulé.
Coll. Encyclopédie psychologique, 16,80 €, 187 p) *ISBN 2-7475-5925-4*

'ÉLABORATION DU PREMIER TEST D'INTELLIGENCE
Euvres choisies II
INET Alfred, SIMON Théodore. Introduction par Serge NICOLAS
y a maintenant un siècle que le premier test d'intelligence a été élaboré par Alfred inet (1857-1911) avec son collaborateur Théodore Simon (1873-1961). C'est pour épister les enfants arriérés et distinguer avec le minimum d'erreurs entre les retards us à un déficit d'intelligence et les retards dus aux conditions défavorables du milieu de la scolarité que Binet a construit son test dont la première version fut publiée en 905. Ce livre présente et analyse dans une perspective historique les écrits onstitutifs de la première version du test d'intelligence. La suite est consacrée à la édition de leurs premiers articles.
Coll. Encyclopédie psychologique, 18.30 €, 336 p) *ISBN 2-7475-5236-5*

654982 - Mai 2016
Achevé d'imprimer par

1livre.com
du rêve à la réalité !

Made in United States
Orlando, FL
04 November 2026

90208565R00144